眼科専門医が
教える！

＼食べるだけで
一生すっきり、はっきり見える！／

目をよくする
最強の
食べ物図鑑

眼科専門医・医学博士
平松 類

山と溪谷社

はじめに

年齢を重ねるにつれて、残念ながら目は少しずつ衰えていきます。ですが、日々のセルフケアによって、歳をとってても目をいい状態で保つことができます。そのセルフケアのうち、重要なもののひとつが「食事」です。

「食事が目にいい影響を与えるの？」そう思われる方もいるかもしれません。

実は私自身、目と食べ物はそれほど関係ないだろうと思っていました。ですが、多くの患者さんを診る中で、同じ治療をしていてもよくなる人とあまり効果がみられない人がいました。そんなとき、目と体の栄養状態は大きく関連するのではないか、と感じたのです。

それから、積極的に目と食べ物に関して調べたり、目にいい栄養について患者さんにお話しする機会が多くなっていきました。

実際に、こんな患者さんがいました。

その方は糖尿病の持病があり、緑内障の中期で、視野欠損が進んでいました。目薬などの治療を行いましたが、思ったような効果がなかなか得られません。そこで、治療と並行してカロリー制限や抗酸化作用のあるものを食べるなど、意識的に「目にいい食事」を摂るようになりました。すると、糖尿や血圧、眼圧が改善され、1年ほど経つと視野欠損の進行も落ち着いてきたのです。

誤解しないでいただきたいのが、あくまで**メインは「医療による治療」**です。**目薬をはじめとする適切な治療を行い、そこにプラスαとして「目にいい食事」を摂っていただきたい**のです。

食べ物が与える影響は、ごくわずかかもしれません。ですが、その少しの積み重ねが大切なのです。即効性はありませんが、3カ月～半年のスパンで食事に注意していただくと、きっと目にいい影響が現れてくるはずです。

目にいい食べ物をぜひ毎日の食事に取り入れて、「よく見える目」を保ち、よりよい人生を送っていただきたいと思います。

CONTENTS

第1章

目のキホン

目のサイズは10円玉くらい。体の中で唯一、透明でむき出しの臓器。

成人の眼球の大きさは、直径が約2・5㎝、10円玉と同じくらいのサイズ感。ごく小さな組織です。

特筆すべきは、目は皮膚などで覆われておらず、**体の中で唯一、外部にむき出しになっている臓器**であること。光を通してものを見るため、水晶体という組織が透明になっているのも特徴です。

また、目の網膜には血管が張り巡らされており、眼底検査を行うと、硝子体《しょうしたい》を通して目の奥や血管の状態を詳細にチェックすることができます。

①黄斑《おうはん》
③の網膜の中心にある、視細胞が密集している場所。対象物にピントを合わせる役割。

②視神経
眼球の後ろ側から伸びている神経の束。③の網膜に集められた光の情報を脳に伝える。

③網膜《もうまく》
外界から取り入れた光情報を画像として映し出す。

④強膜《きょうまく》
乳白色の強い膜で「白目」のこと。

⑤脈絡膜《みゃくらくまく》
③の網膜の外側で眼球を覆う膜。血管が多く走っており、酸素や栄養を目に届け、老廃物を排出する。

⑥毛様体筋《もうようたいきん》
⑨の虹彩に連なる組織で、血管と筋肉が豊富に存在。ここを収縮させ、対象物にピントを合わせる。

⑦角膜
いわゆる「黒目」の部分。5つの透明な層でできており、眼球に光を取り入れる。

各パーツの名称と働き

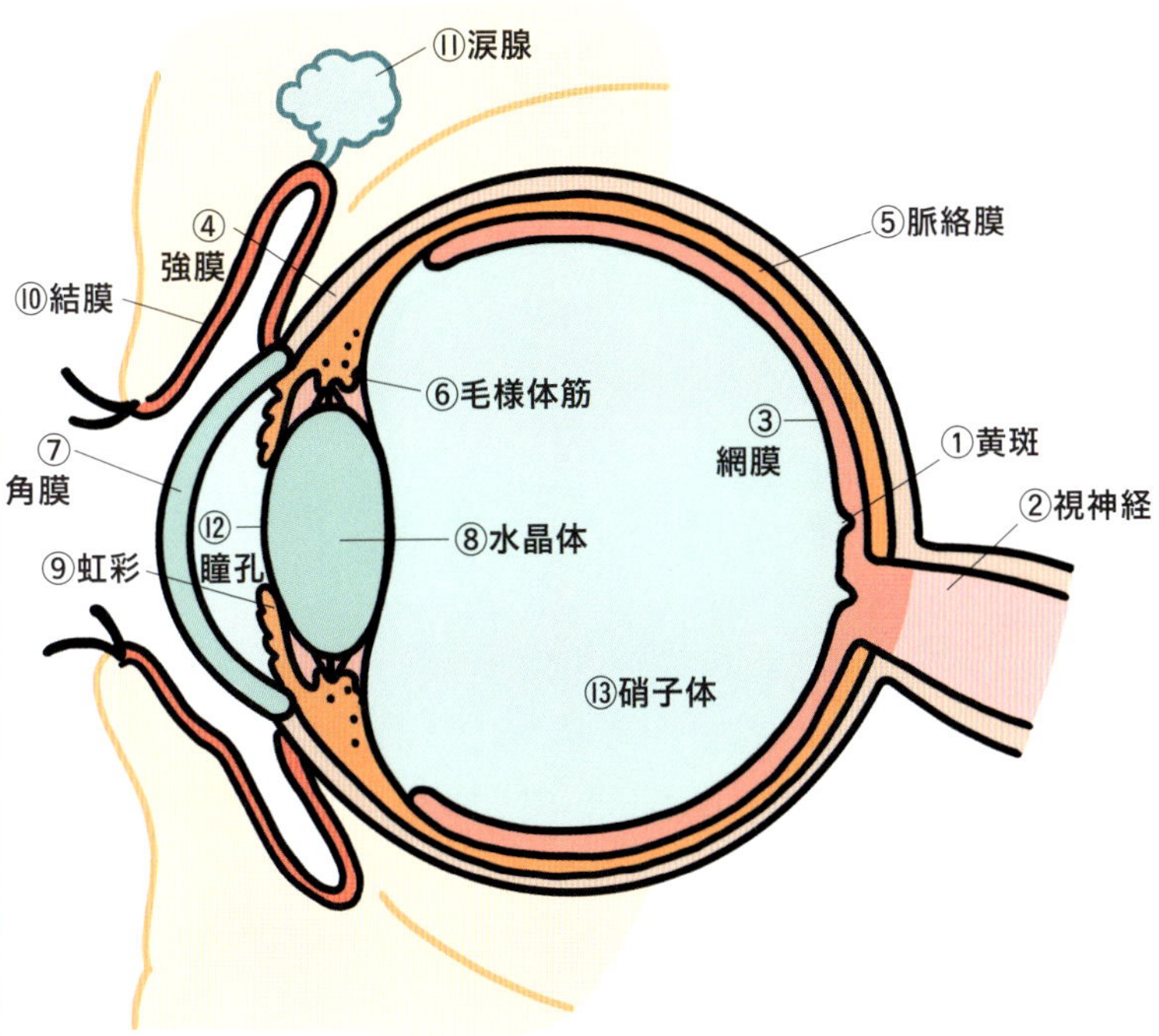

⑫瞳孔

⑨の虹彩に囲まれた黒目の中心部。暗いところでは大きく開き、明るいところでは小さくなる。

⑩結膜

まぶたの裏側から白目の部分を覆う膜。外部の刺激から眼球を守る。

⑧水晶体

凸レンズ状の形をした、⑫の瞳孔の奥にある透明な組織。ピント調節にも関わる。

⑬硝子体

眼球のほとんどを占める組織。無色透明のゼリー状で、99％は水分。眼球の形を保ち、光を屈折させる。

⑪涙腺

上まぶたの奥にあり、涙をつくって分泌する組織。

⑨虹彩《こうさい》

⑦の角膜と⑧の水晶体の間にある薄い膜。⑫の瞳孔の大きさや③の網膜に入る光の量を調節する。

「見える」仕組みは、カメラと同じ。水晶体レンズがピントを調節する。

次に、目が「見える」ということはどういうことなのかお話ししましょう。目の機能は、カメラに似ています。外界の光の情報を最初に捉えるのは、目の表面にある角膜。そのすぐ後ろにある水晶体が、カメラでいうレンズにあたります。カメラの場合はレンズを前後させることでピントを合わせますが、目は水晶体の厚みを変化させることでピントを合わせています。

厚みを変える仕組みは、水晶体の周りの「毛様体筋」という筋肉にあります。毛様体筋が弛緩すると水晶体が薄くなり、遠くのものを見ることができます。一方、毛様体筋が収縮すると水晶体が厚くなり、近くの細かいものを見ることが可能に。**毛様体筋の弛緩と収縮によって、私たちは対象物にピントを合わせている**のです。ちなみに、このピントが網膜より手前に合って遠くが見えづらいのが「近視」、ピントが網膜より奥に合って近くが見えづらいのが「遠視」です。

水晶体に入ってきた光は、クリアな画像となって網膜に映し出され、その情報が視神経を経由して電気信号となり、脳に伝えられます。こうして、「見える」という状態になるのですが、実は視野が欠けるなどで多少ものが見えづらくなっていても、脳は情報を補正して映像を再生するため、そのことになかなか気づきにくいのです。また、目は片方が見えづらくても、もう片方の目がカバーするため、片目の視野が欠けているのに、それに全く気づいていないというケースも珍しくありません。

パソコンやスマートフォンを日常的に使う現代。近距離でものを見る生活によって、目は以前よりずっとダメージを受けやすい環境にさらされています。その結果、ものが見えづらいという人が増えているのも事実。早い段階でそういった目の不調に気づいたり、セルフケアを心掛けることが大切なのです。

14ページからは、よくある目のトラブルについて解説しています。目の不調にできるだけ早く気づいたり、予防の手掛かりにしてください。

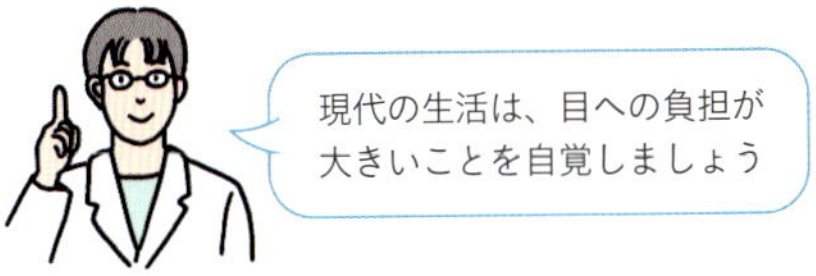
現代の生活は、目への負担が
大きいことを自覚しましょう

年齢や生活スタイルの影響を受けながら、一生を通じて、目は変化し続ける。

生まれたばかりの赤ちゃんの視力はかなり低く、明暗が分かる程度。周囲のものはほとんど見えていません。その後、数カ月かけて動くものや色を認識するようになり、3歳くらいでようやく視力が1・0近くになります。6歳くらいになるとものを立体的に見られるようになりますが、人によっては小学校の低学年から10〜20代で近視が進みます。

20代以降、目の状態は比較的安定しますが、40代になると今度は老眼（P14）が始まります。さらに50代では、老眼の進行に加えて白内障（P16）の兆候が見られるように。とはいえ、この段階ではものの見え方にさほど影響はないので、治療や手術に至ることはほとんどありません。

そして70代になると「目の完成期」を迎えます。老眼の進行はこの頃にストップし、逆に白内障は進行して手術をするレベルに達するからです。完成期の70代、遅くとも80代には多くの人が白内障の手術を経験することになるでしょう。

このように、**目は加齢の影響を受けやすく、各年代によって刻々と変化**していきます。そしてこの大きな流れに加えて、また別の目の病気を発症するリスクも高まるのがやっかいなところなのです。

例としてあげられるのが、「**糖尿病網膜症**」など糖尿病が引き起こす目の病気や、年齢と共に罹患リスクが高まる「緑内障」(P18)、「加齢黄斑変性《かれいおうはんへんせい》」(P20)などです。糖尿病網膜症は若くして糖尿病になった人が発症しやすく、また40~50代になると、緑内障や加齢黄斑変性といった病気になる人が増えてきます。

これらの病気の原因は、年齢のほか遺伝的要因もあります。ですが一方で、後天的要素も大きく影響します。特定の病気にかかりやすい体質だとしても、食事や生活習慣次第で予防ができ、発症に至らないケースも多くあります。

CHECK!

糖尿病網膜症

血液中の糖によって網膜の毛細血管が詰まってしまう病気で、糖尿病の合併症のひとつ。

目のトラブル 1

老眼

症状

加齢とともに、近くにピントが合いづらくなる

ものがはっきり見える一番近い距離のことを、「近点《きんてん》」といいます。目の前に指を立て、ゆっくり遠ざけていってください。あるところで、指がくっきり見える位置があるでしょう。それがあなたの近点です。

老眼は、水晶体による目のピント調節機能が低下して、近点がどんどん遠くなっていく症状を指します。一般的に10代の近点は約8㎝ですが、20代になると約15㎝、30代で約25㎝、40代半ばになると約30㎝と、近点が遠ざかっていきます。つまり、それだけものが見える範囲が狭まるということ。近点が30㎝以上になると、本を遠くに離さないと文字が読めなくなるので、老眼鏡が必要になります。

目のピント調節機能の低下は、実は20代からすでに始まっていますが、生活に支障をきたして老眼を自覚するのがだいたい40代、ということです。

原因

毛様体筋が衰え、うまく収縮できなくなる

加齢によって目の毛様体筋が衰えると、うまく収縮できなくなり、手元が見えづらくなります。また、スマホなど近点が近いデバイスの使いすぎもピント調節機能低下の原因に。最近では若い世代でも、スマホの長時間使用が原因でピント調節機能が低下し、**「スマホ老眼」**になってしまう人が増えています。実際に、10～20代で老眼鏡が手放せなくなってしまったケースもあります。

治療・対処法

老眼鏡をできるだけ早く使い始める

目は、加齢の影響がもっとも早く現れる臓器。そのためか、「自分はまだ若いから老眼ではないはず」と、症状を認めたがらない人が少なくありません。

見えづらいまま過ごしていたり、老眼が進んでから急に度の強い眼鏡をかけると、目に負担がかかります。**目のピント調節機能を酷使しないためにも、ためらわずに老眼鏡を使うことが大切**です。

こんな人は要注意！

- ☑ 40代以降の人
- ☑ 日常的にスマホやパソコンを長時間使っている

目の
トラブル
2

白内障

症状　水晶体が白く濁り、ものが見えづらくなる

角膜から入ってきた光の情報は、水晶体を経由して、硝子体の後ろ側にある網膜に届けられます。クリアな光を網膜に届けるためには、水晶体や硝子体が透明であることが第一条件。ところが、**年齢を重ねることによって、水晶体が濁ってしまいます**。これが白内障と呼ばれる病気です。

白内障は老眼と同様、ほぼすべての人が経験することになる目の老化現象。その発症率は、50代で40〜50%、60代で70〜80%、70代で80〜90%、80代ではほぼ100%になります。白内障が悪化すると必ずしも視力が低下するわけではありませんが、徐々にものが見えづらくなっていくことは確かです。50代では、手術するほどの症状ではないという人がほとんどですが、一般的に70代くらいで手術を受けるケースが増えてきます。

原因 加齢や紫外線、物理的刺激で発症する

もっとも大きな原因は、加齢。そのほか、**紫外線による酸化ダメージも発症リスク**になります。より赤道の近くに住み、紫外線を多く浴びている人のほうが、早く白内障を患うという報告もあります。また、目をかいたり、こすったりといった物理的刺激を与えると、そのときに生じた熱エネルギーが水晶体に伝わって白く濁るとも考えられています。

治療・対処法 水晶体を取り除き、人工レンズを入れる

眼科では、視力検査や斜めから目に光を入れる簡単な検査を行い診断します。白く濁った水晶体は、自然に元の状態に戻ることはありません。根本的に治すには、**超音波振動で水晶体を砕いて中身を吸い出し、替わりに人工レンズを入れる手術が必要**ですが、日常生活に支障がない程度であれば早急に行わないことも。視力が0・7を切ったら、手術を考えるタイミングともいわれています。

こんな人は要注意！

- ☑ 50代以降の人
- ☑ 仕事やスポーツなどで長時間紫外線を浴びている
- ☑ 糖尿病を患っている
- ☑ アトピー性皮膚炎を患っている

目のトラブル
3

緑内障

症状 視神経が圧迫されて、視野欠損が起きる

網膜に届けられた光の情報を脳に伝える視神経がダメージを受け、その影響で視神経が徐々に減少して視野が欠けていく病気です。40歳以上では20人に1人、70歳以上では10人に1人が罹患しており、白内障より患者数は少ないものの、日本人の失明原因の第1位となっています。

視野欠損は、中心に向かって徐々に広がっていきます。ただし、初期の段階では8割以上の人が欠けていることに気づきません。これは、左右2つのうち悪くないほうの目がカバーしたり、脳の補正機能が働いて欠けた部分を補うからです。半分くらい視野が欠けてしまうと脳も補いきれなくなり、そこではじめて症状に気づくという人も珍しくありません。そのため、症状がなくても40歳を超えたら、検査を受けることが大切です。

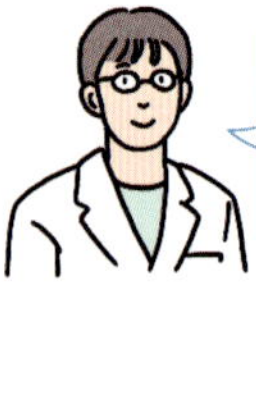

平松先生より

実は私も、近視のうえ両親が緑内障のため発症リスクが高いんです。なので、緑内障患者さんの不安な気持ちがよくわかります

原因 眼圧が上昇し、視神経を圧迫する

はっきりとはわかってはいませんが、眼圧の上昇と関係があることは間違いないといわれています。「眼圧」とは、眼球の硬さを表すもの。眼圧が高いと眼球がパンパンの状態になり、その影響で視神経が圧迫されて緑内障を招くのです。正常眼圧は10〜20㎜Hgですが、日本人は眼圧が正常でも視神経が弱いケースがあり、それによって緑内障を発症する人（正常眼圧緑内障）もいます。

治療・対処法 「目薬」「レーザー」「手術」で眼圧を下げる

緑内障と診断されたら、眼圧を下げて視神経への圧迫を防ぐ治療を行います。**治療はおもに「目薬」「レーザー治療」「手術」の3つ。**主治医とよく話し合い、納得した治療を受けましょう。また、目の酷使やストレスは眼圧を上げるので、それらを避けることも大切です。一度欠けてしまった視野は元には戻せませんが、適切に治療を行えば、不自由なく視野を保つことができるでしょう。

こんな人は要注意！

- ☑ 40代以降の人
- ☑ 家族が緑内障を患っている
- ☑ 高血圧または低血圧である
- ☑ 高血糖である
- ☑ 睡眠時無呼吸症候群である
- ☑ 運動不足

目のトラブル 4

加《か》齢《れい》黄《おう》斑《はん》変《へん》性《せい》

症状 まっすぐな線が歪んで見える、加齢性の疾患

網膜は、カメラでいえばフィルムにあたる部位。目に映し出された映像を脳へ伝達する役割をもちます。その網膜の中で、視力にとって重要な役割を担っているのが「黄斑」という部分。角膜や水晶体から入ってきた光は、黄斑部でクリアな像として結ばれ、視神経から脳へと送られます。

「加齢黄斑変性」は、黄斑に障害が生じて見えづらくなる病気。加齢によって黄斑部の血流が悪くなると、それを補うために新生血管がつくられます。新生血管は非常にもろく、血管が破れて出血したり、血液成分がもれて網膜が腫れてしまうことも。それらがおもな原因となって発症します。**60歳以上で発症することが多く、視野の中心部が見えづらくなったり、まっすぐな線が歪んで見える**といった症状が現れます。最悪の場合、失明に至ることもあります。

☑ 脂っこい食事やスナック菓子などを好む

原因　脂質の多い食事と喫煙が発症リスクに

加齢黄斑変性は、「目の生活習慣病」といわれています。目の病気は、原因の一端が食事のケースがありますが、とくに加齢黄斑変性は**脂質の摂取量が多い人や、緑黄色野菜や青魚の摂取量が少ない人がなりやすい**ことがわかっています。食事以外では**喫煙や紫外線によるダメージ**も発症リスクを高めます。

治療・対処法　メインの治療は注射。食生活の見直しも必須

もっともスタンダードな治療法は、眼球への注射です。8～9割の患者さんは、この注射による治療で進行を抑える選択をしています。ほかにもレーザーや飲み薬などの選択肢があるので、主治医とよく相談することをおすすめします。

また、加齢黄斑変性はライフスタイルの見直しも重要。とくに**目に負担をかけず、目の健康につながる食生活や紫外線対策、禁煙**などが病気の予防、改善につながります。

こんな人は要注意！

- ☑ 50代以降の人
- ☑ 喫煙者
- ☑ 緑黄色野菜をあまり食べない
- ☑ 青魚をほとんど食べない
- ☑ 仕事などで長時間紫外線を浴びている

目のトラブル 5

網膜色素変性症《もうまくしきそへんせいしょう》

症状

周辺の視野が欠けていく目の難病

網膜を構成している細胞には、「錐体《すいたい》」と「杆体《かんたい》」の2種類あります。錐体は網膜の中心にある黄斑に集中して存在し、その働きは全体的な視力や色を見わけること。杆体は、その周辺に多く存在し、周辺視野や暗い環境で光を感じる働きをしています。網膜色素変性症はこのうち、おもに杆体が障害される病気です。

典型的な症状として、**夜にものが見えづらくなること（夜盲）や、周辺の視野が欠けていくこと**が挙げられます。また、個人差はありますが、視力低下や光をまぶしく感じるという症状もあります。

基本的には緩やかに進行する病気ですが、進行が一時止まったり、逆に進行が急加速するなど、症状に個人差があるのも特徴です。4000〜8000人に1人の割合で発症するといわれ、国から難病指定を受けています。

原因

遺伝子の変性で網膜がダメージを受ける

網膜色素変性症の主な原因は、遺伝子異常です。というと、祖父母または父親や母親から受け継がれる病気と思われがちですが、そうとは限りません。その人を構成している遺伝子配列のうちの一部が変性することによって、網膜がダメージを受け、発症するケースも。現在関わりがある遺伝子は、約60種類以上あるといわれています。

治療・対処法

近年注目されている、遺伝子治療

遺伝子の異常で杆体細胞が機能低下してしまうこの病気に、残念ながらこれまで確実な治療法はありませんでした。ですが、さまざまな研究が進められているなかで**最新の遺伝子治療が登場**しています。網膜色素変性症に関わる多くの遺伝子のうち、一部の遺伝子を改変する薬を網膜に投与するというもので、今後の臨床効果に注目が集まっています。

こんな人は要注意！

☑ 親族に網膜色素変性症の人がいる

目のトラブル 6

近視

症状

近くは見えるが、遠くのものが見えづらい

近くのものにはピントが合いやすく、遠くのものにはピントが合いづらい。これが近視の目の状態です。通常、目は毛様体筋という筋肉が収縮したり弛緩することで水晶体の厚さを調節し、あらゆる距離のものにピントを合わせています。ところが、**あまりにも近くのものを見ようとすると毛様体筋が収縮し、水晶体を分厚くしても網膜より奥でピントが合ってしまうため、対象物がぼやけることに。**これが習慣化すると、眼軸（角膜から網膜までの長さ）が伸びてしまいます。

成人の場合、眼軸の長さは平均24㎜。それ以上伸びると、眼球が引き伸ばされ、つぶれたような形になってしまいます。すると、遠くのものが見えづらくなるだけでなく、目のさまざまな組織に負担がかかるため、白内障や緑内障、網膜剥離などの病気にかかるリスクも高くなります。

原因 パソコンやスマホの普及で「超・近視時代」に

近視は、**手元を見る時間が多い生活環境や遺伝の影響を受ける**と考えられています。とくにパソコンやスマホなどのデジタルデバイスが普及した近年は、近くのものを長時間見る生活が当たり前。近視は現代人の宿命といっても過言ではありません。さらに、リモートワークやリモート学習の導入によってますますデジタルデバイスに触れる時間が増え、まさに「超・近視時代」といえるでしょう。

治療・対処法 遠くを見る習慣をつけて、近視の進行を防ぐ

眼鏡をかければいいだけと思いがちですが、白内障や緑内障、網膜剥離といった病気のリスクが上がります。近視が進むほどなりやすいため、**遠くを見る時間をできるだけ増やす**などして、近視が進まないようにしましょう。また、「レーシック」や「ICL（眼内コンタクトレンズ）」という手術（P32）もありますが、見えやすくなっても眼軸の伸びは戻らないので、リスクは変わりません。

こんな人は要注意！

- ☑ 10代以降の人
- ☑ デジタルデバイスを長時間使う
- ☑ 読書好き
- ☑ 親が近視である

目のトラブル 7

眼精疲労

症状 目を酷使することで、全身に症状が現れる

目が疲れたと感じたときは、デジタルデトックスをしてぐっすり眠れば、1〜2日で比較的簡単に回復します。ところが、デジタルデバイスから離れ、よく眠ってもなかなか疲れがとれないという場合は、眼精疲労の可能性があります。

眼精疲労とは、**目を酷使することで脳を含む全身に疲れを感じる**こと。少し目を休めれば元に戻る、いわゆる「疲れ目」とは別のものです。私たちがものを見るとき、網膜に結ばれた像は視神経を介して脳に伝わり、そこで最終的な画像処理が行われます。その画像処理担当の脳がオーバーヒートした状態になり、眼精疲労を引き起こすのです。

症状としては、かすみ目や充血、目の痛みや目が重いなど目の不快感のほか、肩こりや頭痛、人によってはイライラや吐き気、ひどい場合はうつ症状に陥るケー

スもあります。

原因 デジタルデバイスを凝視することで起きる

眼精疲労を招くおもな原因は、スマホやパソコンなどのデジタルデバイスを長時間見続ける生活です。人類の歴史のなかで、これだけ手元を見続ける生活様式はいまだかつてなかったこと。**目と脳には相当の負担がかかっており、その結果、目や脳の疲れを引き起こしてしまう**のです。

治療・対処法 手元から視線を外し、毛様体筋をリラックスさせる

全身に症状が現れ、かつ慢性化しがちなので、改善に時間がかかるケースが多いです。できるだけ早く症状を改善するためには、まずは眼科に相談することをおすすめします。また、意識的に遠くを見て、目のピント調節を行う毛様体筋をリラックスさせると、疲労感の軽減につながります。パソコン作業中は１時間に１度、２ｍ以上遠くを眺めたり、手元と遠くを各10秒間ずつ交互に見ることを習慣づけましょう。

こんな人は要注意！

- ☑ 30代以降の人
- ☑ デジタルデバイスをよく使う

目のトラブル 8

ドライアイ

症状

涙が蒸発して、目の表面が乾燥する

目の表面は、常に油分や水分、**ムチン**という成分を含んだ涙に覆われ、外界の刺激からガードされています。この**涙が不足したり、涙の質が低下した状態がドライアイ**です。仕事でパソコン作業をしている人の7〜8割以上の人が、ドライアイになっているといわれています。

初期のうちは目が乾く感覚がある程度ですが、症状が進むと乾燥した感じはなくなって徐々にものが見えづらくなってきます。人によっては、目の乾燥を感じることなく、目がゴロゴロする、かすむ、充血するといった症状が現れ、やがて目の疲れや眼精疲労に陥るケースも珍しくありません。ドライアイから眼精疲労に移行すると、イライラや頭痛、肩こりや倦怠感《けんたいかん》など、全身に症状が現れることもあります。

CHECK !

ムチン

たんぱく質成分で、涙を目の表面ににとどまらせる働きをもち、目の乾燥を防ぐ。

原因 まばたきの少なさや乾燥した環境が原因に

原因のひとつは、デジタルデバイスの使用時などに、**涙の分泌を促すまばたきの回数が少なくなること**です。また、コンタクトレンズの使用によって目の水分が吸い取られたり、気密性が高く乾燥しやすい環境に長時間いることや、目の周りが冷えて血流が悪くなったり、デジタルデバイスの使いすぎで目のピント調節機能が低下することなども原因になります。

治療・対処法 目の乾燥を防ぎ、涙の油分を補う対策を

ドライアイ用の目薬を利用するのも悪くはありませんが、一時的に涙の量を増やすだけなので、それとは別に根本的な対策が不可欠です。**意識的にまばたきの回数を増やす、乾燥した室内では加湿器を使う**などの工夫をしましょう。また、ホットタオルや温感アイマスクなどで目の周りを温めて油分の分泌を促進したり、血流を促すという手もおすすめです。

こんな人は要注意！

- ☑ 20代以降の人
- ☑ コンタクトを装着している
- ☑ デジタルデバイスをよく使う
- ☑ 乾燥した部屋で長時間過ごすことが多い

目のトラブル
9

飛《ひ》蚊《ぶん》症《しょう》

視界に糸くずのようなものが現れる

症状

糸くずやクモ、カエルの卵のような半透明の物体が視界にチラつく症状を指します。**加齢によって起こる、いわば目の老化現象のひとつ**ですが、近視の人ほど発症しやすいといわれています。多くのケースではとくに心配はありませんが、まれに網膜剥離の前兆として起こることがあります。

原因と治療・対処法

重大な病気が隠れていないか眼科で確認

加齢や強い近視によって、硝子体が濁り発症します。健康な目の硝子体は透明ですが、**濁るとその影が網膜に映し出され、異物が見える**ように。経過観察となるケースが多いですが、眼科で眼底検査を行って**網膜がはがれる網膜剥離や、網膜に穴が空く網膜裂孔など、重大な病気が隠れていないかチェック**しましょう。

こんな人は要注意！

- ☑ 20代以降の人
- ☑ 近視の人

目のトラブル 10

眼《がん》瞼《けん》下《か》垂《すい》

まぶたが下がり、視野が狭くなる

症状

まぶたが下がって目が開きにくくなり、視野が狭くものが見えづらい状態になります。まぶたが覆いかぶさった影響で目が小さく見えるため、美容的な問題と思われがちですが、脳梗塞など生命に関わる病気が隠れていることも。軽視しないようにしましょう。

原因と治療・対処法

まぶたを上げる手術が原則

加齢による**まぶたの筋肉の衰えや皮膚のたるみ、ハードコンタクトレンズの長時間使用**などが原因に。視力や眼圧、眼底検査で異常がないか調べ、加齢による眼瞼下垂は主治医と相談のうえ手術を行います。**片目のまぶただけ下がっている場合、脳梗塞や脳動脈瘤などの可能性が**。脳外科での精密検査が必要です。

こんな人は要注意！

- ☑ 40代以降の人
- ☑ ハードコンタクトレンズを長時間使用している人

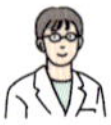

教えて！平松先生 1

Q 近視ですが、視力回復手術を受けようか迷っています…。

A 伸びた眼軸は治らないことを理解したうえでの決断をおすすめします。

近視回復手術は、「レーシック」と「ＩＣＬ」の２つです。

レーシックは、角膜を少し削ることで入ってくる光の屈折率を調整し、焦点を網膜に合わせる手術で、メリットは裸眼でも見えるようになること。デメリットは、削った角膜は復元できないことや、術後は眼圧の測定値が低めに出がちなので、緑内障になっても気づきにくいことです。

一方、**ＩＣＬは眼球の中に小さなレンズを入れる手術**です。メリットは、不調があればレンズを摘出すればよいこと。デメリットは、ごくまれではありますが、術後の合併症のリスクが伴うことです。

注意したいのは、どちらも**伸びてしまった眼軸を治す手術ではなく、緑内障や網膜剥離になるリスクが下がるわけではない**点です。裸眼で過ごせるようになったがために眼科から足が遠のき、それらの病気に気づけなかったケースもあります。

ちなみに私も近視ですが、どちらも受けていません。職業柄、レーシック手術後、早い段階で緑内障に気づけず苦労している患者さんと接することが多いですし、ＩＣＬは万が一、合併症を起こしたときのリスクが大きいと感じるからです。

第2章

目と栄養

食べ物

毎日の食事が「ずっと、よく見える目」をつくる。

私たちの体は、食べ物から摂る栄養でできています。体内では日々、古い細胞が排出され、新しい細胞が生まれる「新陳代謝」が行われており、その新しい細胞をつくる糧となるのが「栄養」です。

全身を巡る血液の役割は、さまざまな栄養や酸素を体中の細胞に行き渡らせること。大きな血管が通っている臓器なら、血液中の栄養が少しくらい不足していても血液量の多さでカバーできるでしょう。

ところが、目は10円玉くらいの小さな臓器。血管が非常に細く小さいため、目に届けられる血液の量は必然的に少なくなります。そのため、栄養が偏っていたり不足していると、その影響を受けやすいということに。また、毛細血管ゆえに血流が滞りやすかったり、血管が詰まりやすいなどのトラブルが発生するリスクもあります。加齢とともに目にもさまざまなトラブルが現れがちになりますが、そこに栄養不足が加わると、目は相当なダメージを受けることになってしまうのです。

目の健康を守るためには、バランスがよく、目にいい食事を日頃から積極的に摂ることが大切です。目の細胞の修復や再生を促したり、**老化を招く活性酸素**を除去する働きがあるもの、血流をスムーズにするものなど、目にいい食べ物についての知識をつけ、ふだんの食事にできるだけ取り入れましょう。

栄養は、食事から摂る方法とサプリメントから摂る方法がありますが、**基本は食事から摂る**ことをおすすめします。サプリメントの場合、どれくらい栄養を吸収できるのか不明な部分も多いからです。ただし、偏った食事をしたときや、忙しくて時間がなく食事から栄養を摂ることが難しいときなどは、サプリメントを上手に活用してもいいでしょう。

CHECK！

老化を招く活性酸素

取り込んだ酸素のうち体内に残ったものが、活性酸素に変化する。この活性酸素が過剰になると細胞を傷つけ、老化を引き起こす。

栄養素

バランスのよい食生活が目の病気予防や改善につながる。

目を健康に保つためのセルフケアで、重要な一角を占める「食事」。目には酸素や栄養分を運ぶ毛細血管が張り巡らされているので、目にいい食べ物を摂ると、その影響で目の細胞の新陳代謝が活発になったり、目の不調が緩和されるなどの効果が期待できます。反対に、目の健康のためによくない食べ物を口にすると、その影響が大きいことも予想されます。

食事から摂る栄養素のなかで、目にいい効果が期待されるのは、「抗酸化作用」「血流改善」「神経保護」などの働きがあるもの。なかでもとくに意識して摂りたい栄養素が**「ルテイン」「アスタキサンチン」「DHA・EPA」「ビタミンACE（エース）」**。それに、**アントシアニン、ビタミンB群やたんぱく質**などが加わります。具体的な食べ物は第3章でもご紹介していきますが、これらの栄養素には、次のような目への効果が期待できます。

●ルテイン

目の網膜の黄斑部に存在する、天然の黄色色素カロテノイドの一種。目に集まりやすいという特徴があります。黄色色素ルテインは体内で作ることができないため、食べ物から摂取するしかありません。とくに40歳を超えると目のルテインが減少していくため、食べ物から摂取することがより重要になります。

目の老化につながる活性酸素を体内から除去したり、紫外線によって受ける網膜へのダメージを軽減する働きがあります。**強い抗酸化作用があり、その効果は「天然のサングラス」といわれる**ほど。ルテインが含まれている食べ物を摂ることで、白内障や緑内障、加齢黄斑変性の予防や改善につながります。

●アスタキサンチン

酸素による老化ダメージを防ぐ働きが極めて高い栄養素。非常に強い抗酸化作用を発揮し、目の新陳代謝を促進したり、目の血流を促す働き、疲労回復効果も。白内障や緑内障、老眼や疲れ目の予防や症状緩和につながるでしょう。

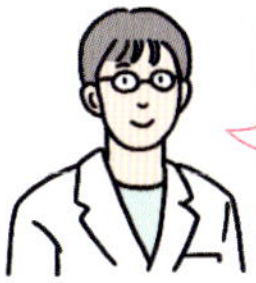

平松先生より

大学ではルテインが目にどのように働くのかなどを研究しました。医師になってからも、論文を読むなどして目と栄養について学んでいます

● DHA・EPA

体内で十分に合成できない必須脂肪酸。DHA（ドコサヘキサエン酸）は視力維持に大きな関わりがあり、EPA（エイコサペンタエン酸）は、血液をサラサラにして流れをよくする栄養素です。おもに青魚に含まれており、**神経細胞の働きをサポートし、視力の維持や回復、網膜機能の改善などが期待**できます。また、血栓を溶かして血流をよくし、目に栄養をスムーズに運ぶ働きも。涙の質がよくなり、ドライアイの予防や改善も期待できます。

● ビタミンACE（エース）

ビタミンA、ビタミンC、ビタミンEの総称。それぞれ抗酸化作用が高いビタミンです。**ビタミンAは別名「目のビタミン」**ともいわれ、網膜で光などに反応して、視覚情報を脳に伝えるのに重要な成分。不足すると、**夜盲症**を引き起こします。また、**ビタミンCは目の老化スピードを緩やかにする**働きが、**ビタミンEは末梢血管を拡張させ、目の血流をよくする効果**や細胞膜の保護などを期待でき

CHECK！

夜盲症

明るいところではものが見えるが、暗いところでは見えにくくなる、いわゆる「鳥目」といわれる症状のこと。

ます。

ほかにも、網膜細胞の血流をスムーズにして視力の維持や改善につながる「アントシアニン」、目の細胞の新陳代謝を助ける「ビタミンB群」、体の細胞をつくる「たんぱく質」など、目の健康に役立つ栄養素はたくさんあります。

次ページからは「目のために毎日食べたい10の食材」をご紹介します。目にいい食べ物はいろいろありますが、なかでも目の健康に役立つ栄養素を豊富に含み、手に入りやすい食材をまんべんなくピックアップしました。

10の食材は毎日食べるのが望ましいですが、すべて摂るのは結構大変かもしれません。その場合は、10のうちできるだけ多くの食材を1日の食事に取り入れることを意識してみてください。また、第3章では、さまざまな目にいい栄養素や食べ物についても解説していますので、ぜひ毎日の食事の参考にしてください。

目のために毎日食べたい10の食材

ルテイン

加齢や紫外線による網膜へのダメージを軽減する効果があります。また、黄斑変性や糖尿病網膜症の予防や改善、近視の抑制のほか、**緑内障に有効**という研究もあります。

1 ブロッコリー

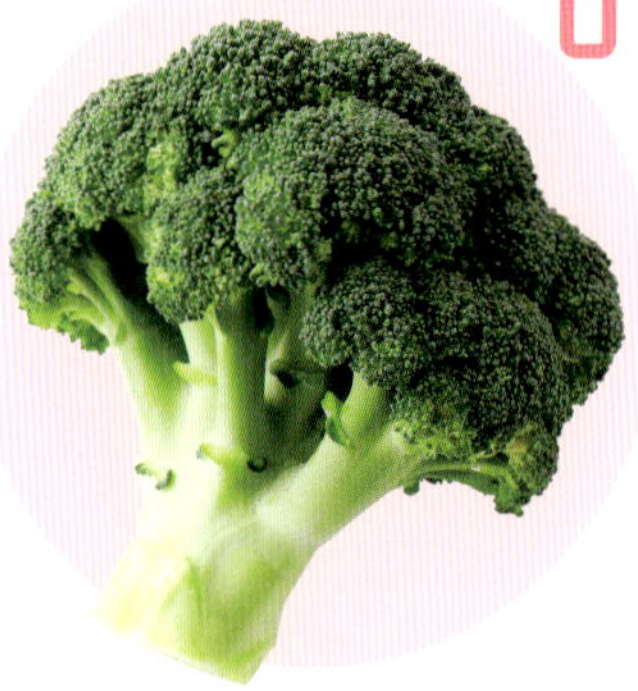

高い抗酸化作用があり、血流をよくするので、加齢とともに増える緑内障や白内障の予防を期待できます。ルテインが**網膜に受ける紫外線を吸収し、ダメージを軽減する働きがある**ため、加齢黄斑変性の予防や改善につながります。

主な栄養素

ルテイン、ビタミンACE、β-カロテン、鉄、葉酸

2 たまご

「完全栄養食品」ともいわれている、たまご。ビタミンCと食物繊維以外のほとんどの栄養素がバランスよく含まれています。とくに**卵黄部分はルテインが豊富。**ゆでたまごはコンビニでも手に入るので、手軽な栄養補給にぴったり。

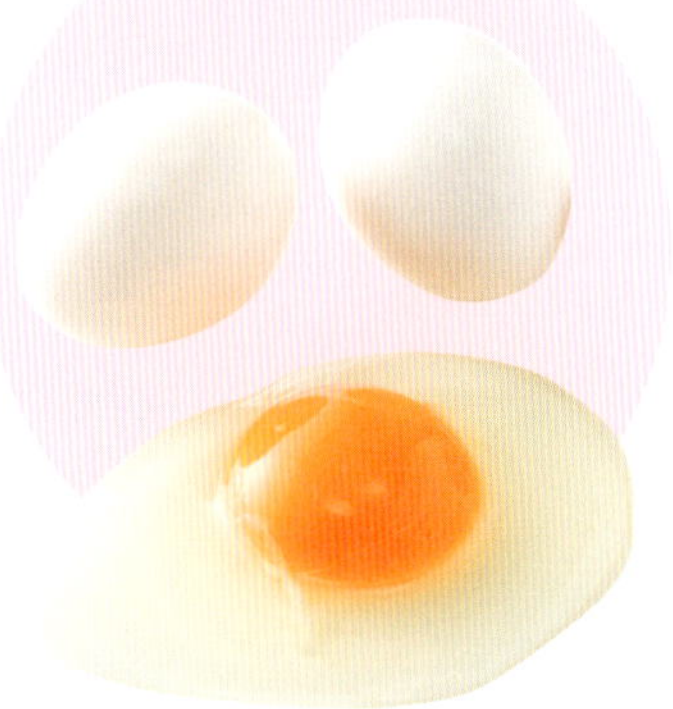

主な栄養素

ルテイン、たんぱく質、ビタミン・ミネラル各種

アスタキサンチン

アスタキサンチンは、さけやえび、かになど赤色やオレンジ色の海産物に含まれる天然色素成分。**強力な抗酸化作用や血流を改善する働き**があります。

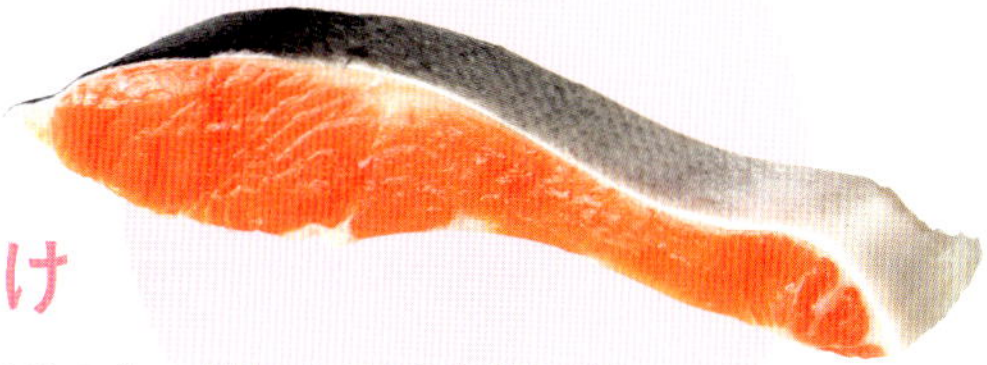

3 さけ

食卓におなじみの魚、さけ。アスタキサンチンの強い抗酸化作用で、**老眼や白内障予防**に役立ちます。抗炎症作用によって目の炎症を予防する働きがあり、**緑内障の予防や疲れ目の回復**にも。

主な栄養素

アスタキサンチン、たんぱく質、DHA・EPA

DHA・EPA

網膜の組織を構成する栄養素。EPAは、血液をサラサラにしたり、コレステロール値や血圧を下げる効果が。DHAは視力の維持に重要な役割をもちます。

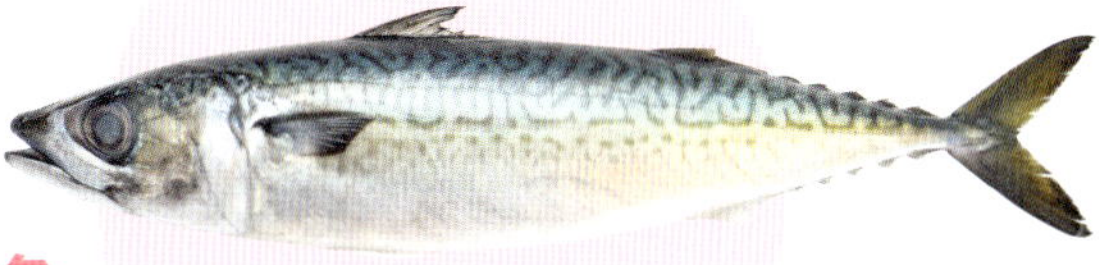

4 青魚

さばやあじのような背の部分が青く見える魚「青魚」はDHA・EPAが豊富。**神経細胞の働きをサポートし、視力回復や網膜機能の改善**につながります。DHAは涙の質をよくする働きがあり、**ドライアイの予防や改善**にも。

主な栄養素

DHA・EPA、ビタミンA、ビタミンE、ビタミンD、鉄

ビタミンACE

ビタミンAは目の機能を維持するために重要な成分をつくり、摂取すると**緑内障になる確率を37%下げる**という研究報告もあります。ビタミンCは目の老化を緩やかに。ビタミンEは、神経細胞を保護する効果があります。

5 にんじん

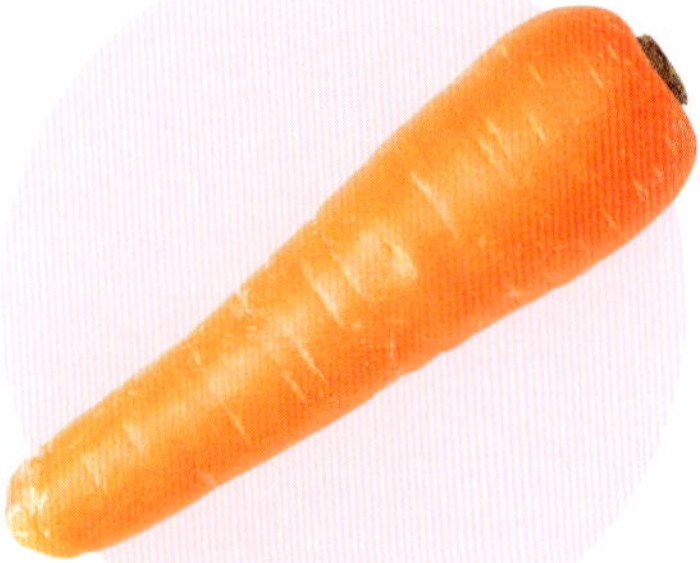

　にんじんには、目の機能や粘膜の健康を保つビタミンAが多く含まれており、皮つきで食べるとビタミンAやβ-カロテンが多く摂れます。**ビタミンAは、目の網膜で光を感知する物質をつくり、暗いところでも視力を保つ働きがある**ため、夜盲症予防に役立ちます。

主な栄養素

ビタミンA、β-カロテン、カリウム、食物繊維

6 小松菜

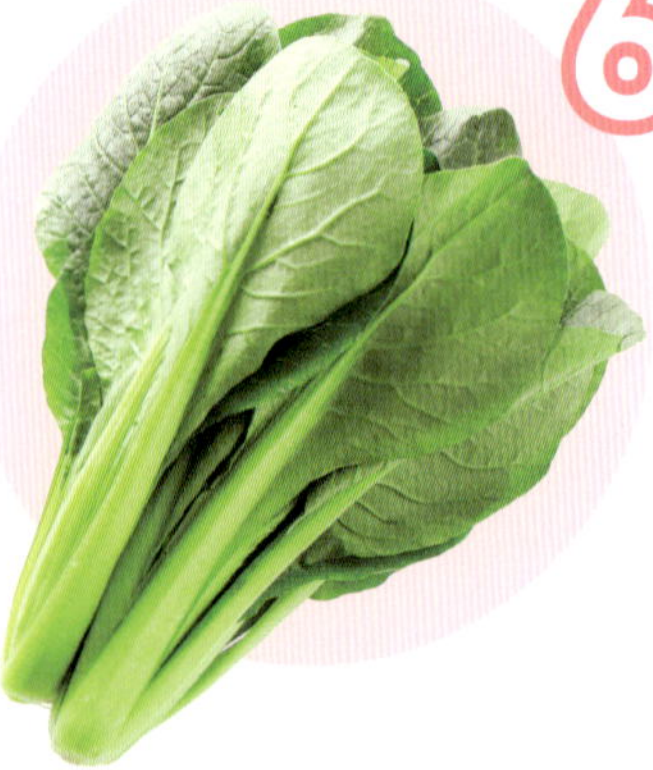

　小松菜はビタミンACEを含み、とくにビタミンCが豊富。ルテインの含有量も多く、**ビタミンACEとルテインの抗酸化作用の相乗効果**で、白内障をはじめとする加齢性疾患の予防効果を期待できます。ビタミンCはストレス緩和の働きも。

主な栄養素

ビタミンACE、ルテイン、β-カロテン、鉄、カルシウム

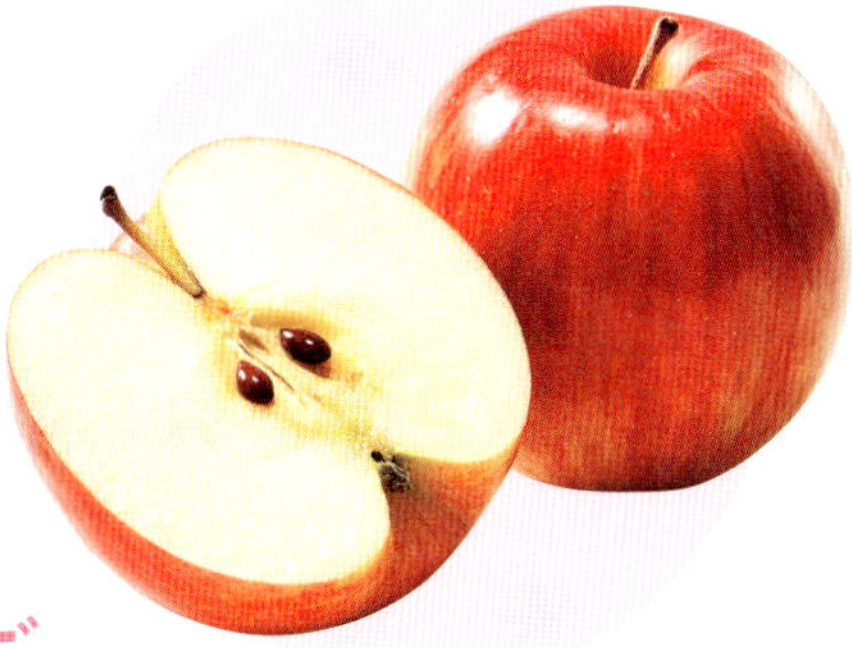

7 りんご

ビタミンCや抗酸化作用が強いポリフェノール、体内の余分な水分を排出するカリウムを含むりんご。りんご自体のビタミンC含有量はそれほど多くありませんが、血液中のビタミンCを増加させる働きがあるといわれています。ビタミンCとポリフェノールに抗酸化作用があるので、**目の老化予防や免疫機能の維持**のため、積極的に食べたい果物です。

主な栄養素

ビタミンC、ポリフェノール、カリウム

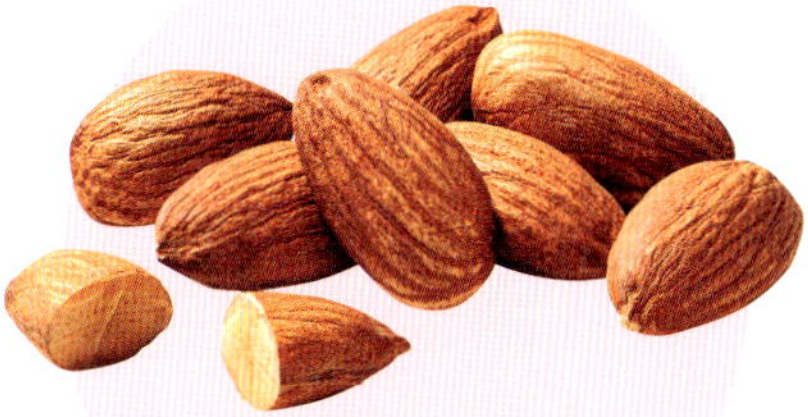

8 ナッツ

アーモンドやクルミをはじめとする種実類は、ビタミンEがとても豊富です。ビタミンEは細胞膜内にあり、細胞の老化を抑える働きが。抗酸化作用のほか、**末梢血管を拡張し、目の血流をよくする**ので白内障や網膜の病気の予防などが期待できます。

主な栄養素

ビタミンE、鉄、亜鉛

アントシアニン

ポリフェノールの一種で、赤、紫、青色の色素成分。**網膜にある物質をサポート**します。**網膜細胞の血流を改善**する働きも。

9 さつまいも

さつまいものなかでは、紫いもがアントシアニンの含有量が多め。一般的なさつまいもの場合、皮に多く含まれるので、皮ごと食べるといいでしょう。アントシアニンには抗酸化作用があり、**目の網膜にあるロドプシンの再合成を助け、視力を回復、維持する働き**があります。毛細血管を強化し、網膜細胞の血流をスムーズにするので、眼精疲労の改善にも。

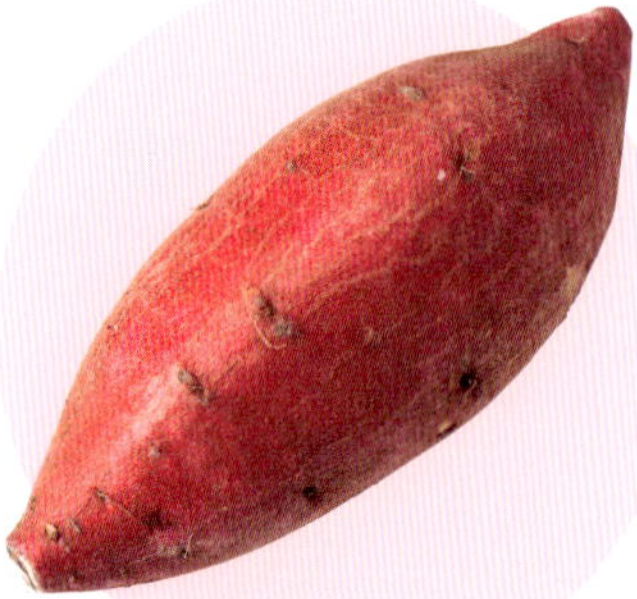

主な栄養素

アントシアニン、ビタミンC、食物繊維

10 ブルーベリー

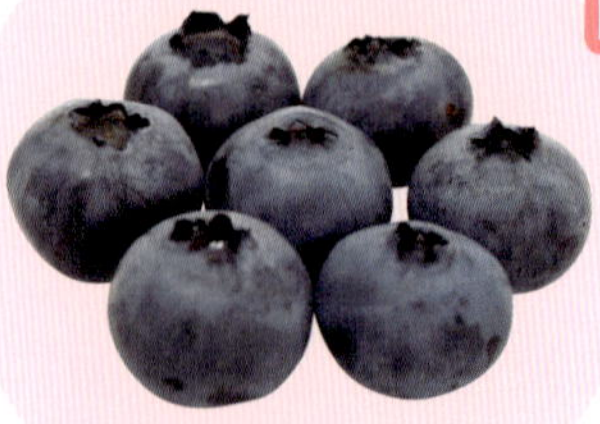

主な栄養素

アントシアニン、ビタミンE、食物繊維

果実の濃い色はアントシアニンによるもの。ポリフェノールや食物繊維は果物の皮に多く、ブルーベリーは皮ごと食べるので摂取に向いています。**果物のなかでもビタミンEの含有量が多く、アントシアニンと相まって強い抗酸化作用が期待**できます。視力低下や眼精疲労の予防、目の老化対策に。

そのほかに摂りたい栄養素

ビタミンB群

ビタミンB群は、神経機能の保護や、目の細胞の新陳代謝を促進、疲労回復効果があります。また、**ビタミンB群を摂取すると、緑内障になる確率を29%抑える**という研究結果もあります。

ビタミンB_1

糖質のエネルギー代謝を助ける栄養素。**脳が正常に働き、目の神経機能を助ける**ためにも重要です。不足すると、眼精疲労などの原因に。

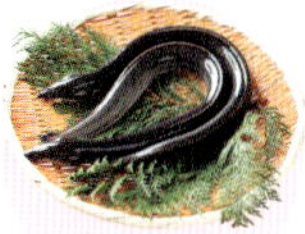
うなぎ

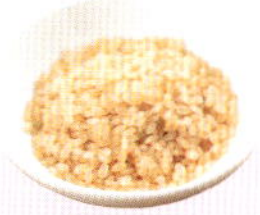
玄米

ビタミンB_2

目の細胞の新陳代謝を促し、目の充血、眼精疲労の改善効果も期待できる栄養素。**運動やストレスでも失われる**ので、積極的に摂りましょう。

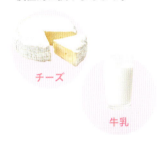

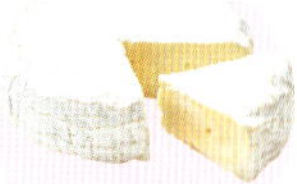
チーズ

牛乳

ビタミンB_6

視神経を正常に維持する働きがあります。水晶体をはじめとする**目の細胞の新陳代謝を促す**効果も。目の充血や眼精疲労の予防に。

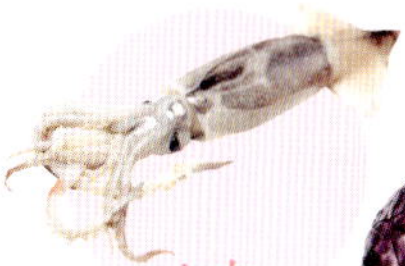
いか

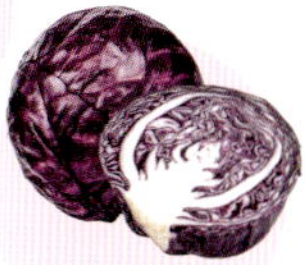
紫キャベツ

ナイアシン

糖質や脂質のエネルギー代謝を助ける栄養素。**ナイアシンの摂取量が1mg増えるごとに、緑内障の発症率が6%減少**したという報告もあります。

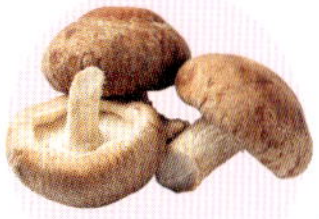
しいたけ

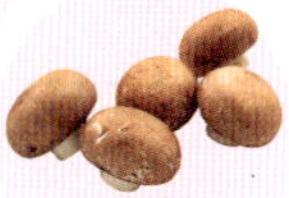
マッシュルーム

β-カロテン

野菜や果物の黄色やオレンジ色の色素成分。**必要に応じて体内でビタミンAに変化し、抗酸化作用を発揮**します。目の機能を維持する働きがあり、夜盲症を予防する効果も。また、皮膚や粘膜の健康を守るため、ドライアイ対策にも。目の不調全般に効果の高い栄養素です。

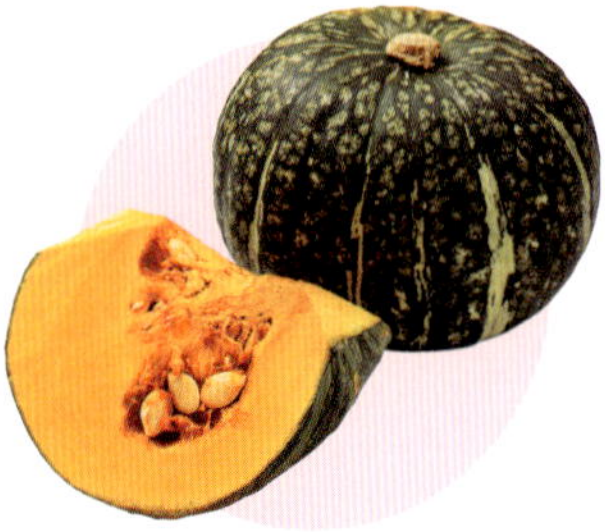

かぼちゃ

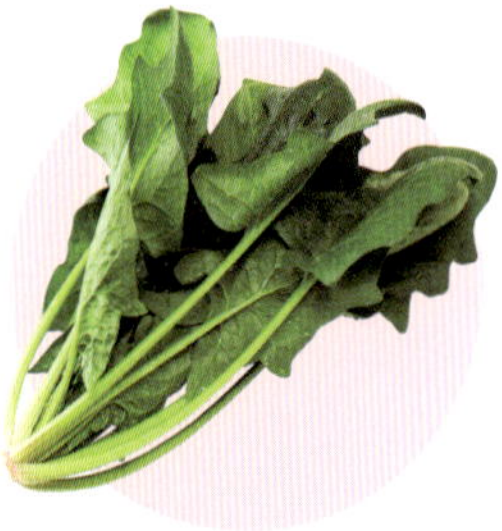

ほうれん草

テアニン

緑茶に含まれるうま味成分、テアニン。**網膜血管へのダメージを抑える**ことがわかっており、目の健康につながります。また、ストレスを抑え、リラックスや睡眠改善などの作用が報告されているので、ストレスや睡眠不足による目への負担を避ける効果も期待されます。

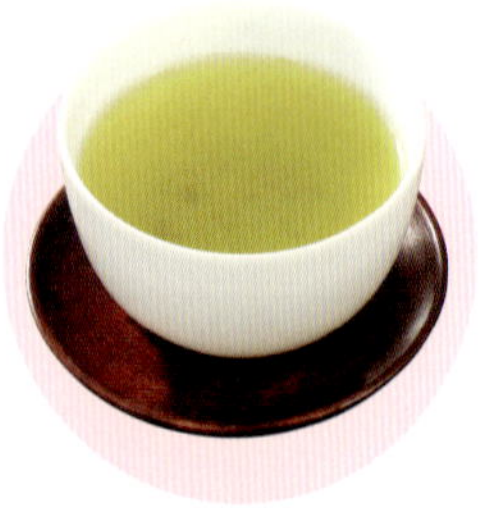

緑茶

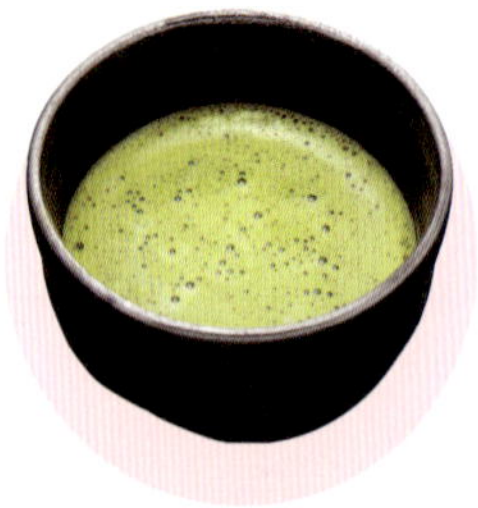

抹茶

たんぱく質

鶏肉

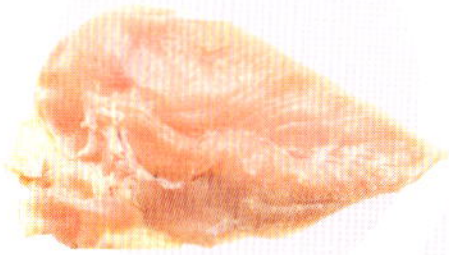

大豆

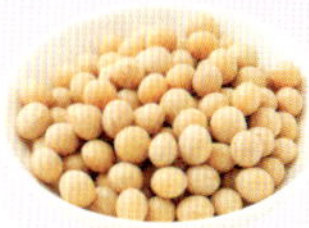

いわし

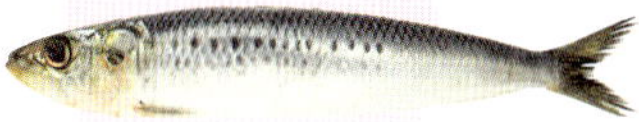

丈夫な体づくりにたんぱく質は欠かせませんが、目にとってもたんぱく質は必要な栄養素。高齢女性が対象の研究では、**たんぱく質を摂取している人のほうが緑内障になりにくい**という研究結果もあります。おもに肉類や魚介類、豆類などに含まれています。

リコピン

赤い色素成分、カロテノイドの一種。**天然の神経保護材**ともいわれ、強力な抗酸化作用で目の老化対策に役立ちます。トマトのイメージが強いですが、柿やすいかなどの果物にも含まれています。

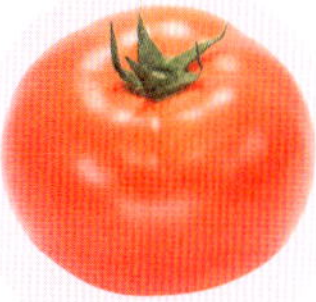

トマト

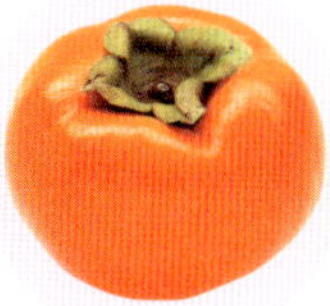

柿

ルチン

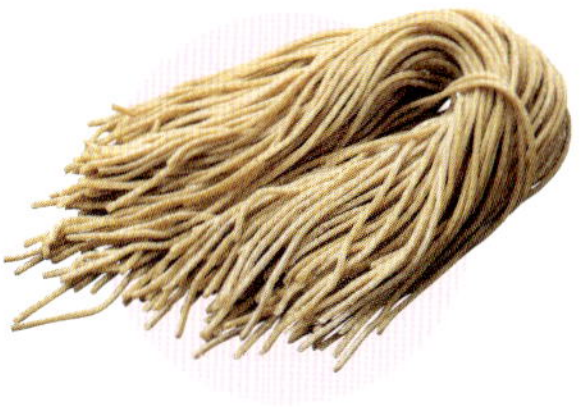

そば

ルチンはポリフェノールの一種で、抗酸化作用があり、目の酸化を防ぐことができます。**目の毛細血管を強くするほか、血流をよくする働き**も。そばに含まれていますが、そばのなかでも栄養価の高い、十割そばから摂取するのがおすすめです。

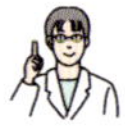

教えて！平松先生 2

Q ブルーベリーは「実はそれほど目にいいわけではない」とも聞きますが…。

A ベリー類は、炎症性の目の病気や疲れ目などへの効果が期待できます。

目にいい食べ物として有名なブルーベリーですが、突出して目にいい食べ物かというと、実はそういう研究結果が存在するわけではありません。ですが一方で、**ブルーベリーには抗酸化作用があり、体内の炎症を抑える働きがある**という研究報告もあり、ぶどう膜炎のような炎症性の目の病気には悪くはないのではと思います。

また、ブルーベリーに含まれるアントシアニンには、網膜細胞の血流を促進する働きや疲労軽減効果があり、網膜の病気や疲れ目の予防、改善につながります。

ちなみに、**アントシアニンはブルーベリーに限らず、ベリー類全般に含まれています。**ではなぜ私がブルーベリーをおすすめするかというと、単純に日本ではほかのベリー類が手に入りにくいから。とくに新鮮なカシスやラズベリーなどは、なかなか目にしません。その点、ブルーベリーはスーパーなどで比較的手に入りやすく、皮をむく手間もなく手軽に摂れるのでおすすめです。

第3章

目にいい食べ物図鑑

ページの見方

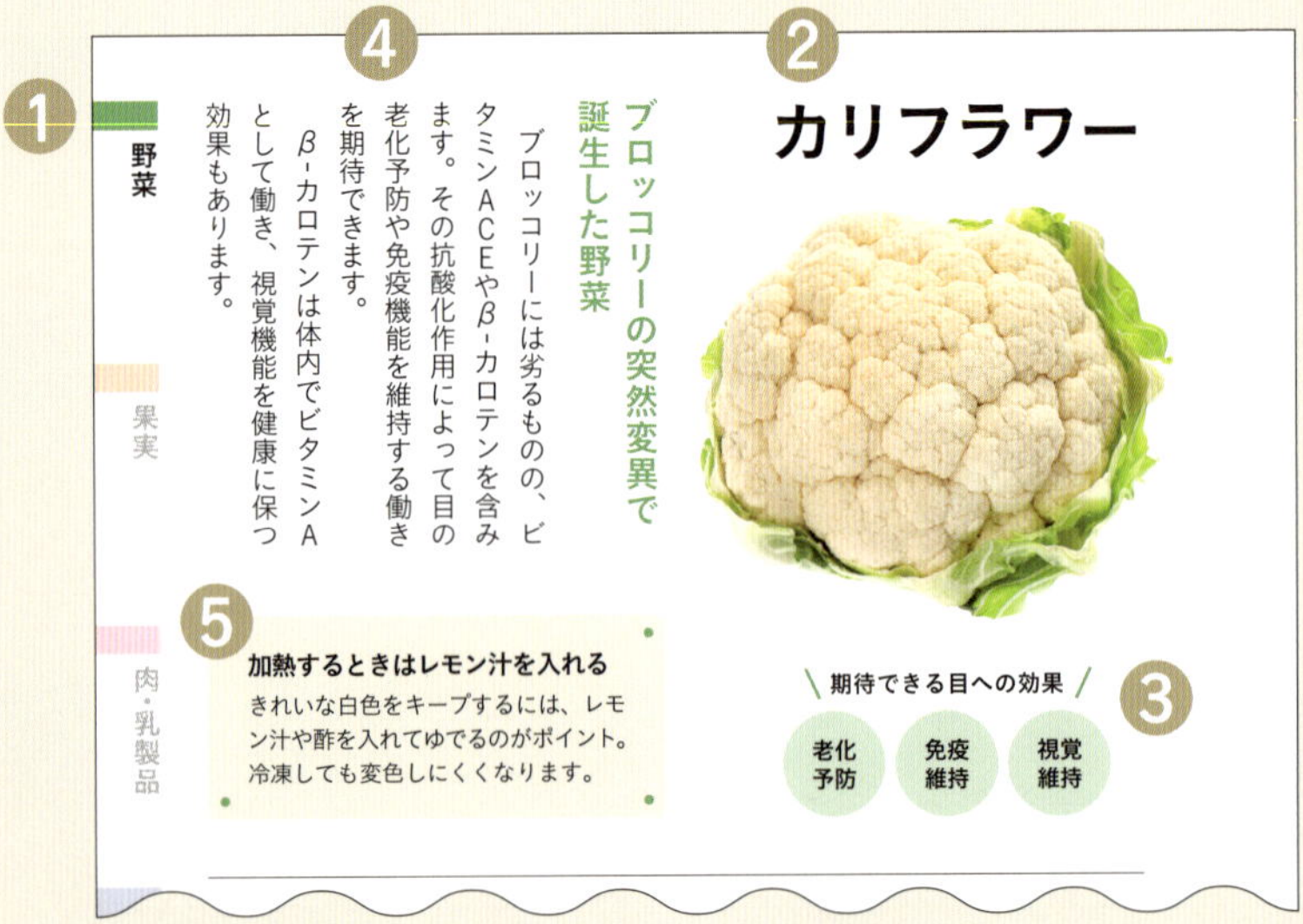

1
2
カリフラワー
野菜
果実
肉・乳製品
4
ブロッコリーの突然変異で誕生した野菜
ブロッコリーには劣るものの、ビタミンACEやβ-カロテンを含みます。その抗酸化作用によって目の老化予防や免疫機能を維持する働きを期待できます。
β-カロテンは体内でビタミンAとして働き、視覚機能を健康に保つ効果もあります。
5
加熱するときはレモン汁を入れる
きれいな白色をキープするには、レモン汁や酢を入れてゆでるのがポイント。冷凍しても変色しにくくなります。
3
期待できる目への効果
老化予防
免疫維持
視覚維持

❶カテゴリー

食材を6つのカテゴリーに分類し、カテゴリーごとに色分けをして、ページの左側に記載しています。

❷食材名

❸期待できる効果・効能

その食材を摂ることによって予防や抑制が期待できる目のトラブル、効果や効能を記載しています。

❹解説

食材に含まれる栄養素や、目にどのような効果・効能を期待できるかなど、特徴を解説しています。

❺補足情報

栄養素の吸収をスムーズにする食べ方や合わせて摂りたい栄養素など、知っておきたい役立ち情報を紹介しています。

※高血圧や糖尿病、腎臓病など持病のある方やアレルギーのある方などは、塩分やカロリー、摂取に制限がある場合があります。必ず医師の指示に従ってください。

※各栄養素の解説については、その効果・効能を保証するものではありません。栄養素を摂取したときに現れる反応には個人差があります。

※特定の食材を過剰に摂取することはお控えください。

※食材は、医薬品や医療の代わりにはなりません。気になる症状がある場合は、必要に応じて医師や専門家にご相談ください。

ほうれん草

強い抗酸化作用があり光のダメージ軽減に

ビタミンACEやβ-カロテンなどを含み、抗酸化作用の高い葉物野菜。ほうれん草をはじめとする色の濃い葉物野菜は、**緑内障による視野欠損を20%抑制するのでは**という論文もあります。光合成をして育つので光に対する抵抗力があり、光の刺激から目を守るルテインを多く含みます。そのため、光によるダメージを受けやすい白内障や黄斑変性の予防、改善につながると考えられます。

期待できる目への効果

緑内障　白内障　黄斑変性

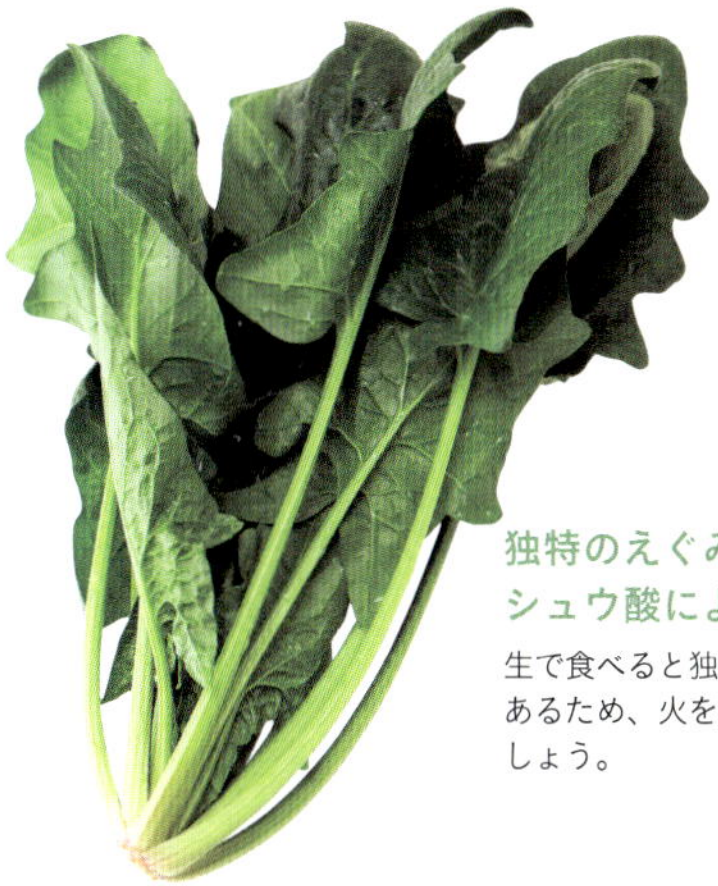

独特のえぐみはシュウ酸によるもの

生で食べると独特のえぐみがあるため、火を通して食べましょう。

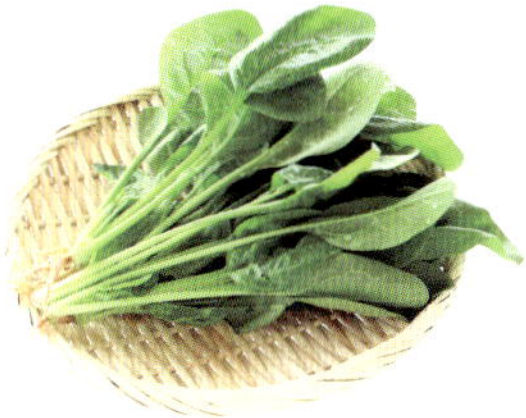

サラダほうれん草

アクがなく、生食向き。

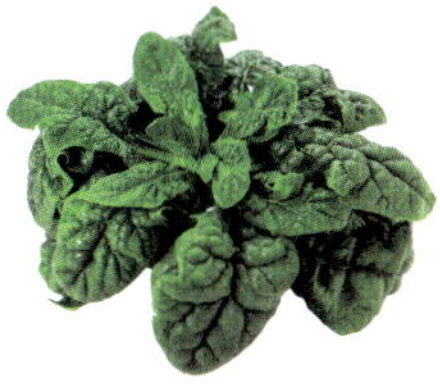

寒締めほうれん草

栄養価が高く、ビタミンCやE、β-カロテンの濃度が高め。

食べ方を工夫して栄養分をしっかり摂取

目のためには、**2株を目安に毎日食べる**とよいでしょう。ルテインは充足すると体に定着するため、**1カ月くらいたったら、週1～3回くらいにしてOK**です。

ビタミンCは水溶性なので、ゆでると栄養分が流出しやすいです。その場合はビタミンCは別の食べ物で補いましょう。一方、ビタミンEやβ-カロテンは脂溶性。油で炒めたり、脂質の多いベーコンやツナと合わせるのもおすすめです。

ベーコンと合わせて

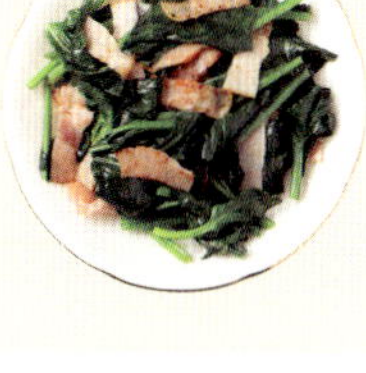

ケール

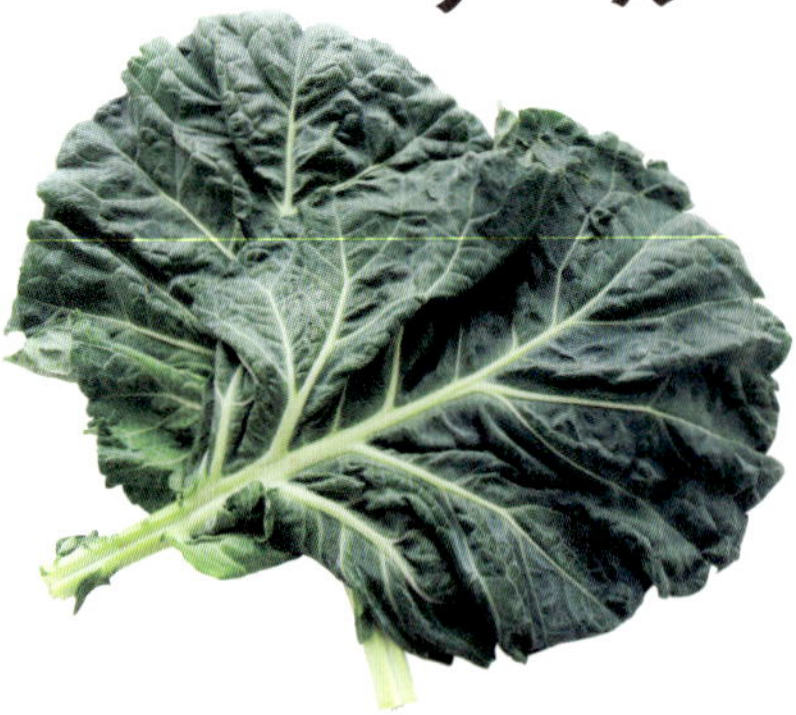

ルテインを豊富に含むスーパーフード

ケールは、100gあたり21㎎程度のルテインを含みます。**健康な目のためには、1日10㎎のルテインを摂取するのが望ましい**ので、ケールを食べる場合は50gを目安に摂りましょう。β-カロテンの含有量は、ブロッコリーの3・2倍以上。ビタミンACEも含まれています。

スムージーは生のケールで
スムージーにするなら、ゆでたものより生のケールを使ったほうが、栄養素が失われにくくなります。

＼ 期待できる目への効果 ／

緑内障　白内障　黄斑変性

モロヘイヤ

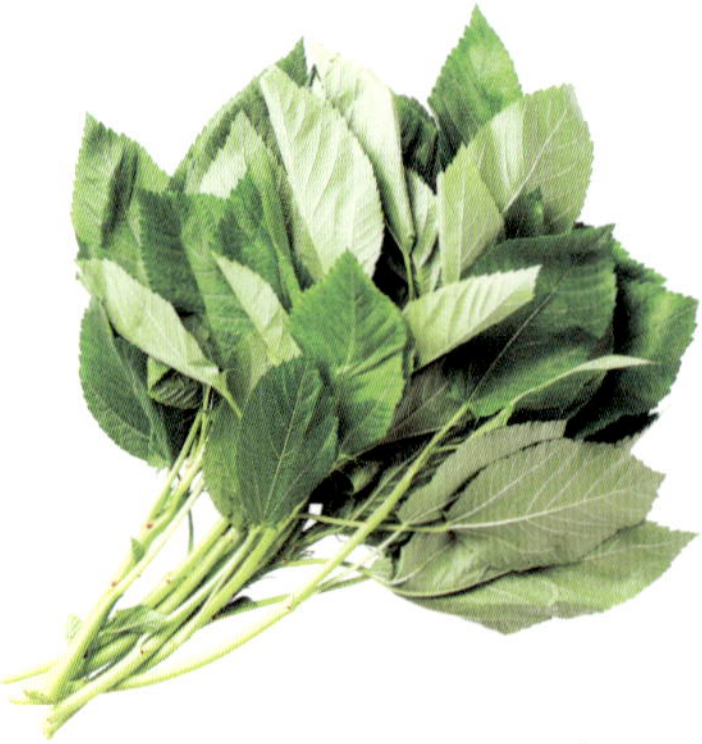

目にやさしい栄養素を含む緑黄色野菜

ルテインのほか、抗酸化作用があるビタミンACEを含むため、目を光から守り、暗い場所でも視力を保つ働きが期待できます。**β-カロテンはモロヘイヤ100gあたり1万μgという非常に多い含有量。**糖質や脂質、たんぱく質の代謝を助けるビタミンB群やミネラルも多く含みます。

ドレッシングはオイル入りを選ぶ
ビタミンA、E、β-カロテンは脂溶性。サラダなら、オイル入りドレッシングをかけると吸収率がアップします。

＼ 期待できる目への効果 ／

緑内障　白内障　黄斑変性

春菊

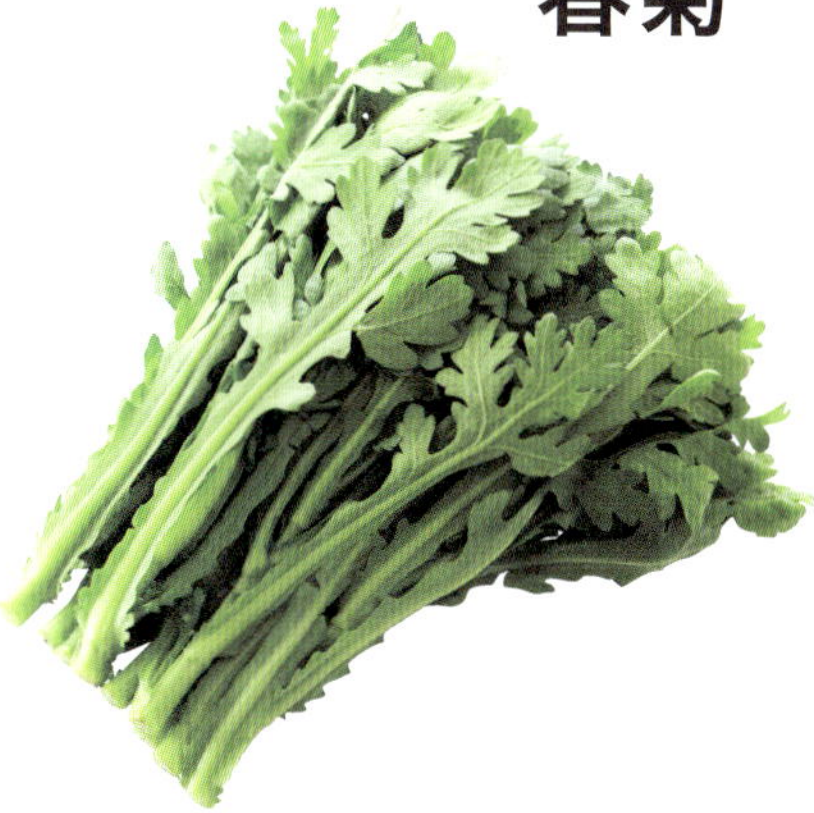

ビタミンEによって目の血行がよくなる効果も

春菊は、β-カロテン含有量がとても多い緑黄色野菜。ビタミンACEを含み、強い抗酸化作用が期待できます。**ビタミンEが末梢神経の働きをスムーズにして目の血流がよくなる効果も。**そのため、血流の悪化で起きる疲れ目や眼精疲労、ドライアイなどの症状改善を期待できます。

サラダで食べるのがおすすめ

春菊は意外にも、生で食べたほうが苦味を感じにくい野菜。水溶性のビタミンCやビタミンB群も摂取できます。

期待できる目への効果

- 疲れ目
- 眼精疲労
- ドライアイ

菜の花

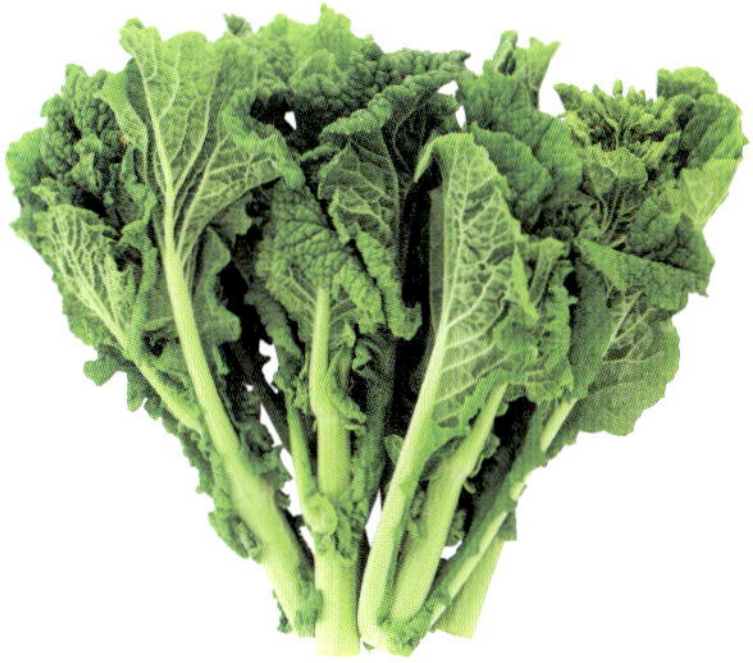

目の充血や疲れ目の解消に役立つ

青菜のなかでもとくに、ビタミンCが豊富な菜の花。その含有量は、ほうれん草の3・7倍以上です。

ビタミンCは、老化を防ぐ抗酸化作用があり、細胞の新陳代謝を促進するため白内障や目の充血、疲れ目の予防に。ビタミンB群やβ-カロテンも豊富に含まれています。

「蒸す」「焼く」で栄養素を摂取

ゆでるとビタミンCが流出するので、蒸すか焼く、あるいは汁物にして煮汁ごと食べるのがいいでしょう。

期待できる目への効果

- 白内障
- 充血
- 疲れ目

にら

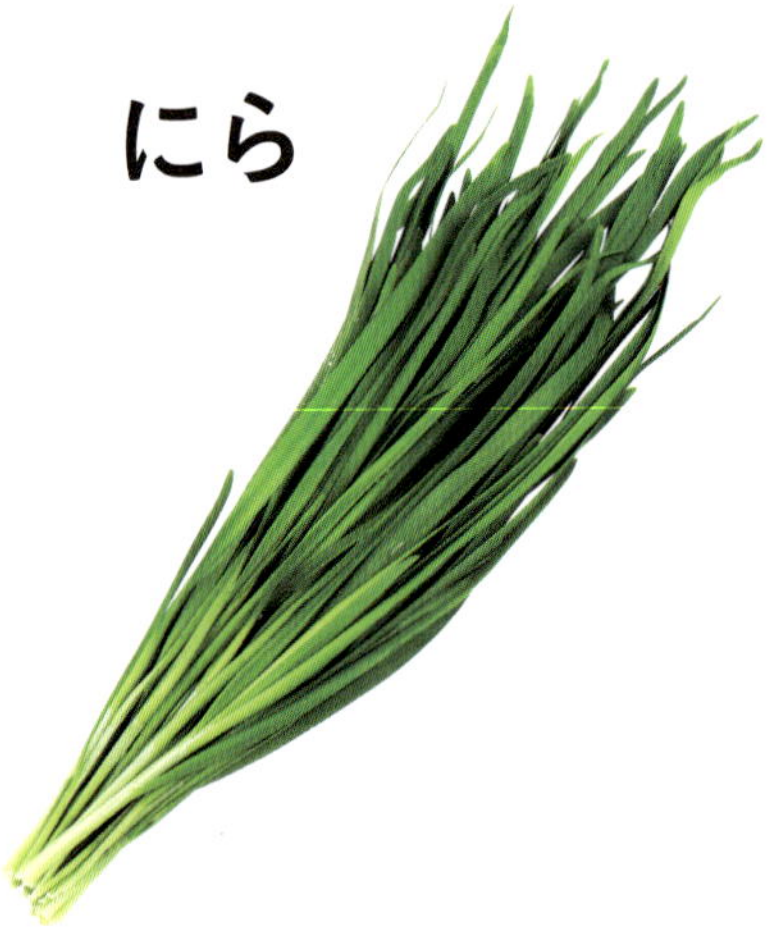

目の老化を防ぐビタミンを含む

抗酸化作用のあるビタミンACEが含まれ、目の老化予防に役立ちます。β-カロテンは体内でビタミンAに変換されると、**視覚機能や粘膜の健康を保ち、目の不調全般をカバーする働き**も。また、ビタミンAによって暗い場所でも見えやすくなり、夜盲症の予防が期待できます。

油炒めで吸収率がアップ

油と一緒に調理すると、β-カロテンやビタミンEの吸収率が上がるうえ、カサが減るのでたっぷり食べられます。

＼期待できる目への効果／

白内障　老化予防　夜盲症

クレソン

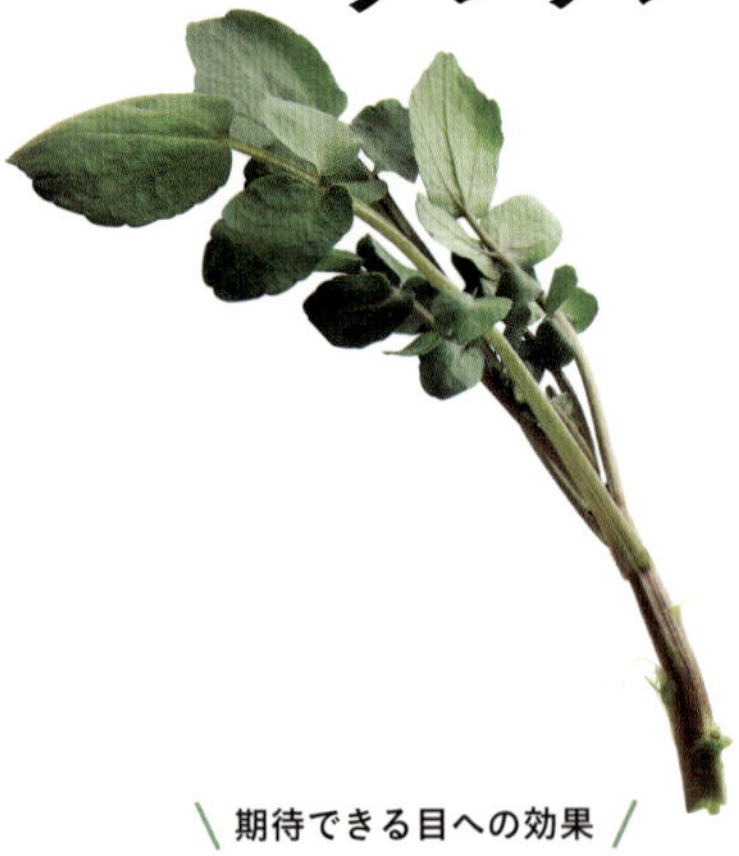

目にいい栄養素が豊富に含まれている

ビタミンACEや、β-カロテンなどの栄養素が豊富な野菜。それらの相乗効果で、**強い抗酸化作用が期待できます。また、光から目を守るルテインも豊富**です。

クレソンはミネラルも多いので、カルシウムは骨の健康に、カリウムは塩分の排出に役立つでしょう。

オイルをプラスして効果的に摂取

オイル入りドレッシングをかけて生で食べると、水溶性の栄養素が失われにくく、脂溶性の栄養素も吸収できます。

＼期待できる目への効果／

緑内障　黄斑変性　白内障

大根の葉

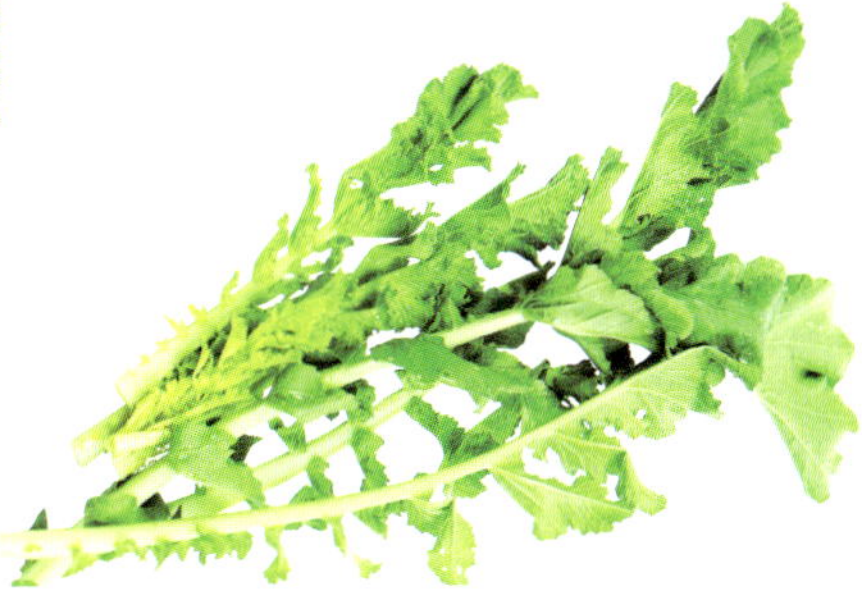

視覚機能や粘膜の健康に役立つ

ほうれん草や小松菜よりもビタミンCが多く含まれ、β-カロテンも豊富な大根の葉。**ビタミンCの抗酸化作用が目の老化を予防し、健康な血管をつくります。**

また、β-カロテンは体内でビタミンAとなり、視覚機能や粘膜の健康を守る効果が期待されます。

大根の葉ふりかけは栄養満点！

大根の葉を刻んで、ごま油で炒め、かつお節やしらす、いりごまを加えると、タンパク質豊富なふりかけに。

期待できる目への効果

白内障 / 老化防止 / 血管強化

かぼちゃ

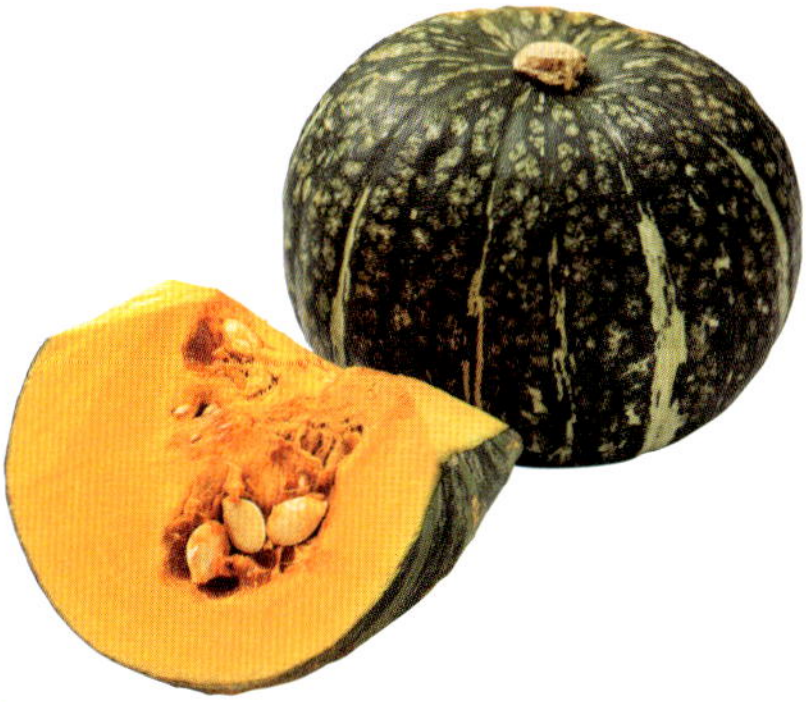

視神経を健やかに保つ栄養豊富な緑黄色野菜

ビタミンA、Eのほか、**緑内障への効果が期待されるナイアシンを含みます。**ナイアシンが不足すると目の神経細胞への伝達がスムーズにいかなくなるので、積極的に摂りたい野菜です。また、白米より血糖値上昇が穏やかなので、ごはん替わりの炭水化物源にしてもいいでしょう。

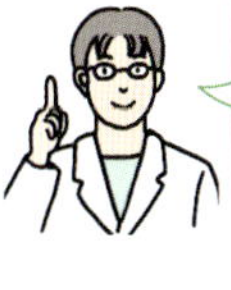

栄養満点のシチューに！

私もよくかぼちゃを食べます。煮物はもちろんシチューに入れるとおいしいです

期待できる目への効果

緑内障 / 夜盲症 / 視神経のケア

トマト

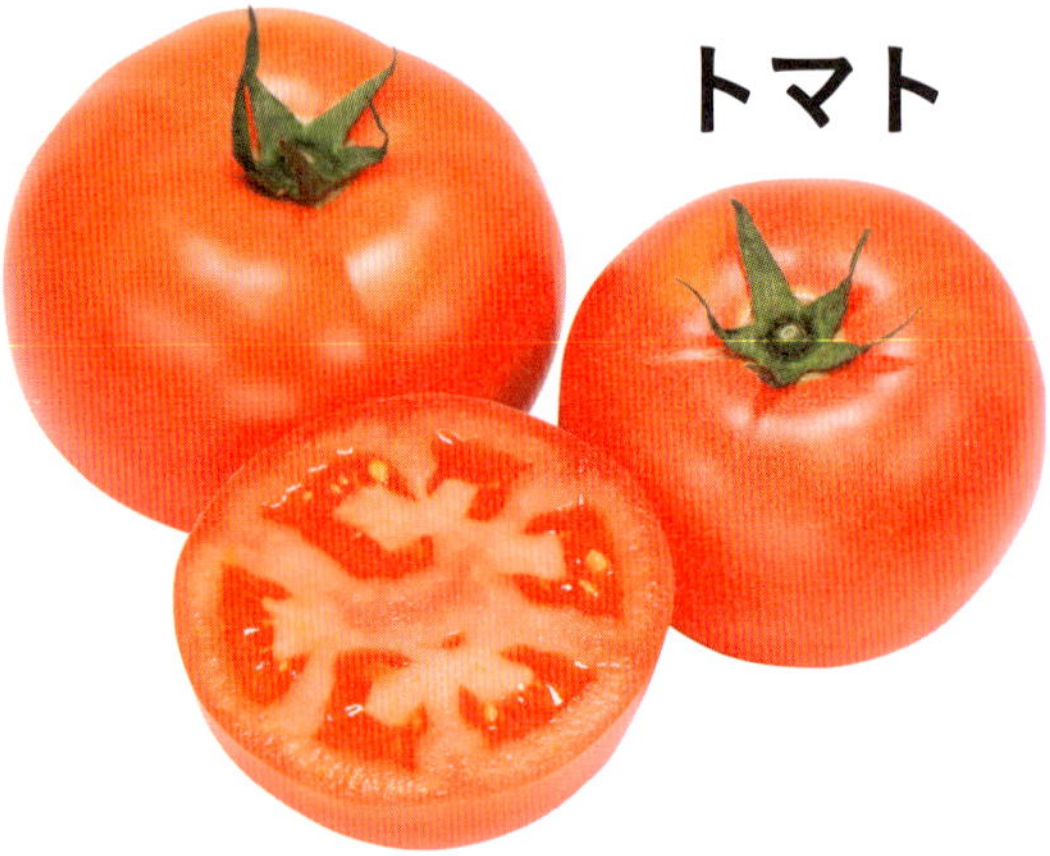

強い抗酸化作用で視覚機能を維持する

カロテノイドの一種であるリコピンとβ-カロテンが豊富に含まれています。β-カロテンは体内でビタミンAとなって働き、リコピンとともに強い抗酸化作用を発揮します。

また、トマトには神経栄養因子（目や体の神経に栄養を与える因子）を介した作用があります。**リコピンを摂取することで視神経を強くし、視神経に関する病気の悪化を防ぐ**効果が期待できます。

＼期待できる目への効果／

- 視神経のケア
- 老化予防
- 視覚維持

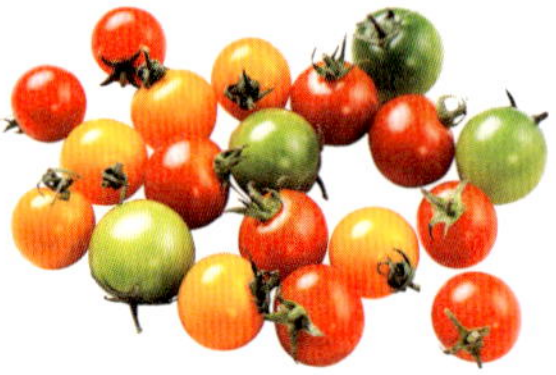

含まれる栄養素で色が異なる

リコピンが豊富だと赤色に、β-カロテンが多いと黄色になります。緑色のトマトには、リコピンは含まれません。

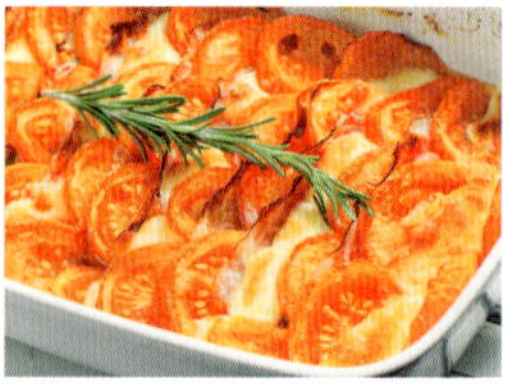

加熱すると吸収されやすい

加熱すると甘味が強くなるうえ、リコピンの吸収率がアップします。

生でもジュースでも

サラダで食べたり、トマトジュースを飲んだり、トマトはできるだけ毎日摂取するようにしています

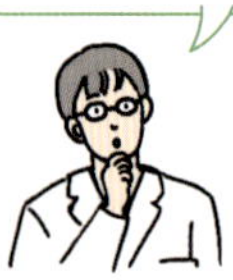

ジュースだとリコピンを吸収しやすい

リコピンはトマトのかたい細胞壁の内側にあるので、加熱したり、すりつぶしてその壁を壊すと、中のリコピンを吸収しやすくなります。トマトジュースは、加熱後液体にしているので吸収率がよく、おすすめ。ただし、加糖タイプは血糖値上昇を招くので避けましょう。

カリフラワー

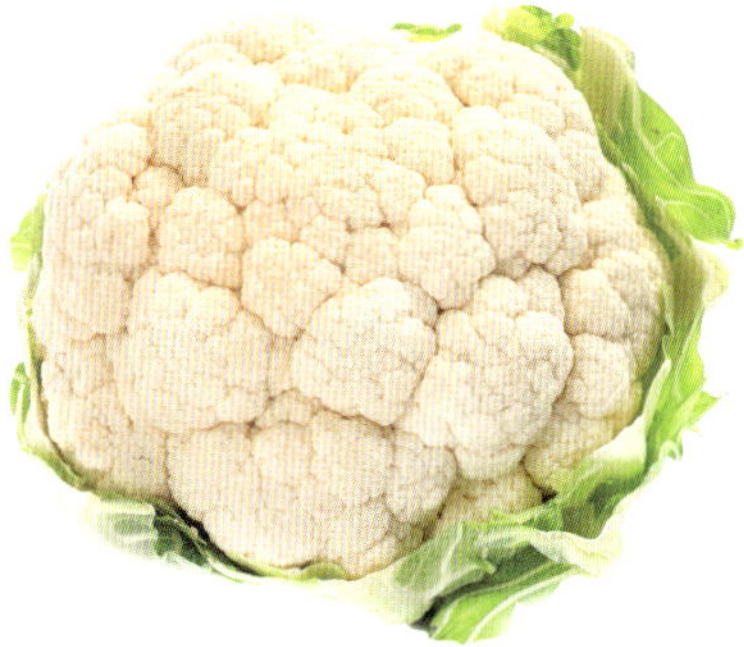

ブロッコリーの突然変異で誕生した野菜

ブロッコリーには劣るものの、**ビタミンACEやβ-カロテンを含みます**。その抗酸化作用によって目の老化予防や免疫機能を維持する働きを期待できます。

β-カロテンは体内でビタミンAとして働き、視覚機能を健康に保つ効果もあります。

加熱するときはレモン汁を入れる

きれいな白色をキープするには、レモン汁や酢を入れてゆでるのがポイント。冷凍しても変色しにくくなります。

期待できる目への効果

老化予防 / 免疫維持 / 視覚維持

紫キャベツ

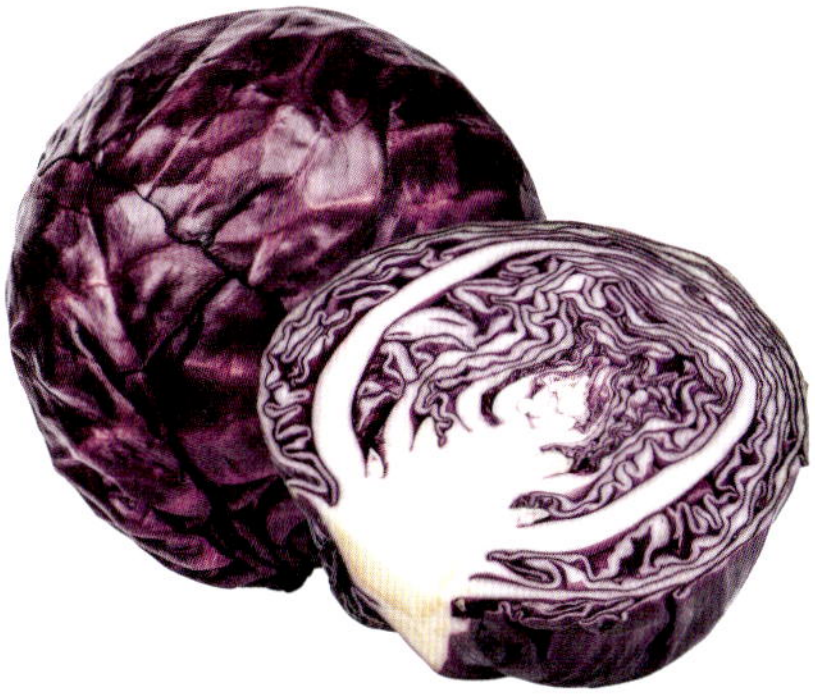

紫の色味はアントシアニンによるもの

別名「レッドキャベツ」。**アントシアニンやたんぱく質の代謝を助けるビタミンB_6、貧血予防につながる葉酸**などを含みます。

アントシアニンは、視力維持のほか、目の網膜細胞の血流をよくする働きがあり、疲れ目の緩和にも役立ちます。

熱を加えず、サラダにして食べる

紫キャベツをゆでると、紫色が抜けてしまいます。鮮やかな紫色をいかして、生のままいただきましょう。

期待できる目への効果

眼精疲労 / 疲れ目 / 血流改善

きのこ類

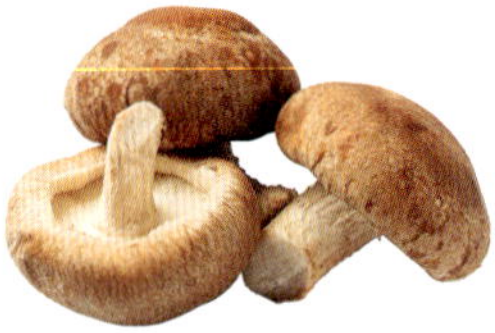

しいたけ

ビタミンB1、B2を含む。エリダテニンにコレステロール低下の働きも。

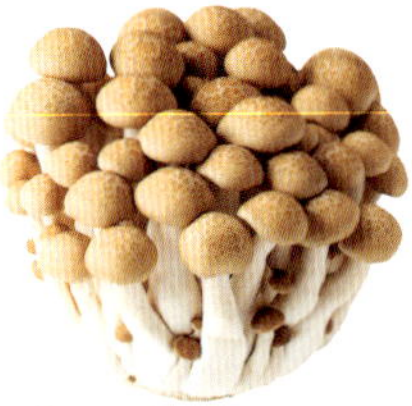

しめじ

ビタミンB1やB2を含み、ビタミンDが骨を強くする効果も。

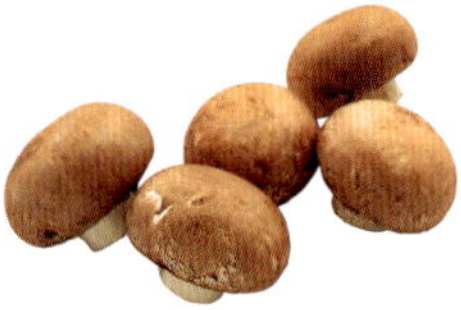

マッシュルーム

ビタミンB1やB2、ビタミンDなどを含む。視細胞の再生や新生に役立つ。

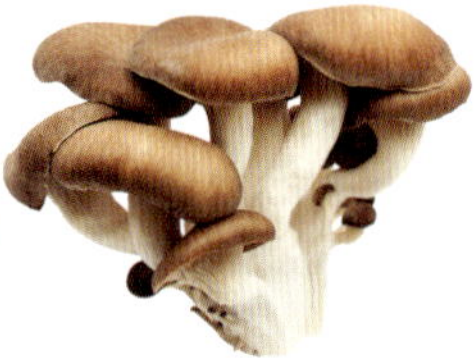

ひらたけ

ビタミンB群が3大栄養素（糖質、脂質、たんぱく質）の代謝をサポート。

ナイアシンの摂取で緑内障のリスクが減少

きのこ類がもつ栄養素で注目したいのが、ビタミンB3に属するナイアシンです。5371人を対象にナイアシン摂取と緑内障の発症率の関係を調べた研究では、**ナイアシンの摂取量が1mg増えるごとに緑内障発症率が6%減少した**という報告があります。ただし、ナイアシンの摂りすぎはかえって健康を損なうことも。成人男性は1日13～16mg、成人女性は10～12mg程度を目安にしましょう。

期待できる目への効果

- 緑内障
- 血流改善
- 新陳代謝促進

注意 サプリの場合摂取しすぎに注意

「ナイアシン500mgを摂取して眼圧が上昇」「約3000mg摂取すると眼疾患に罹患する」などの報告もあります。サプリだと摂りすぎることもあるので、食材から摂るのをおすすめします。

「正常眼圧緑内障」への効果が期待される

1万6770人を対象にした研究では**正常眼圧緑内障の人はナイアシンの摂取量が少ない**という報告があります。また、**ナイアシンを1日21mg程度摂取すると緑内障のリスクが約43%減少した**とも報告されています。これは、ナイアシンが健康な血管の維持に役立つことなどが理由と考えられます。

野菜

果実

肉・乳製品

魚介・海藻

穀物・豆

飲料

とうもろこし

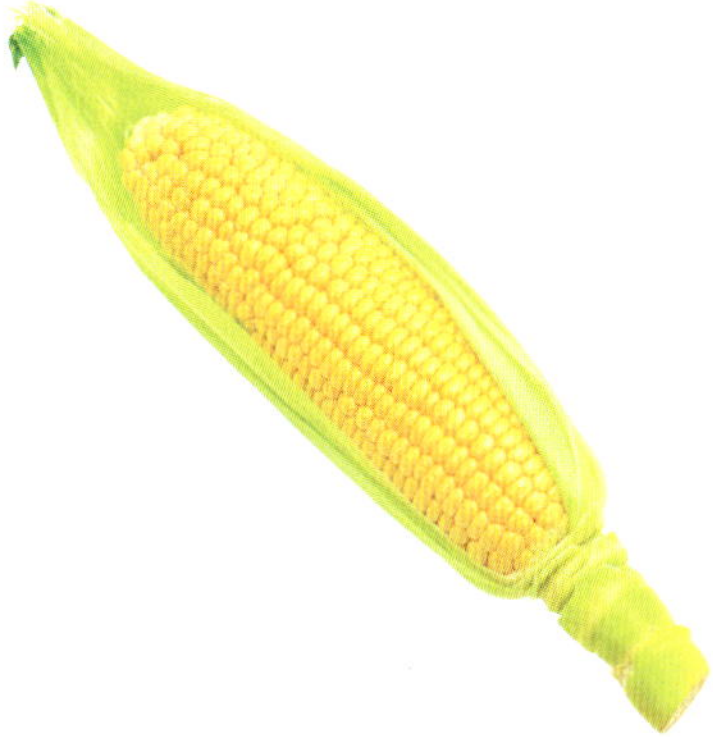

目を疲労から守る年中手に入りやすい野菜

生とうもろこしだけでなく、冷凍、缶詰などで年中使える野菜のひとつ。黄色い色素**ルテインや、抗酸化作用のあるβ-カロテン、栄養素の代謝を助けるビタミンB1やB2、食物繊維も豊富。**目の老化予防や疲労回復、目の細胞の代謝を促進する働きもあります。

生でも缶詰でも栄養摂取できる

ビタミンB群の一種、葉酸は生のとうもろこしに豊富。β-カロテンは生・ゆでで大差なく、缶詰のほうが多い特徴も。

期待できる目への効果

- 老化予防
- 疲れ目
- 新陳代謝促進

パプリカ（赤色）

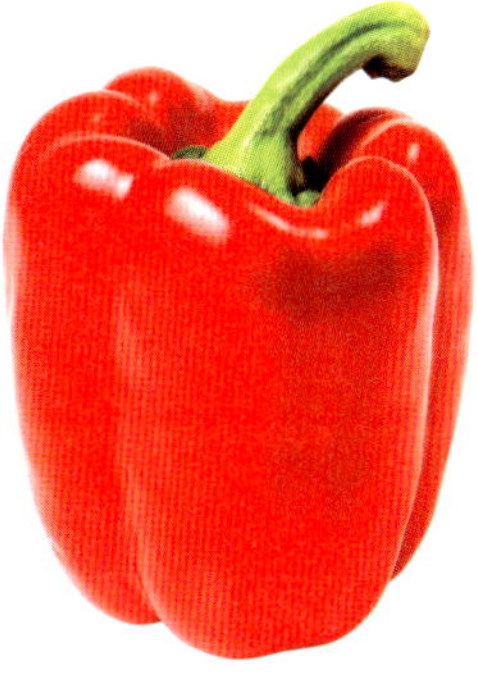

抗酸化作用が目の老化防止に役立つ

色鮮やかな赤いパプリカは、ビタミンACEを含む野菜です。β-カロテン含有量は、黄色のパプリカの5・5倍以上、ビタミンCもより多いです。**ビタミンACEとβ-カロテンによって、強力な抗酸化作用を発揮**し、目の老化予防につながるでしょう。

炒めるか生で食べるのがよい

ゆでる、煮るより油で炒めて調理を。パプリカ（黄色）も同様に生で食べると水溶性のビタミンCを摂取できます。

期待できる目への効果

- 老化予防
- 視神経のケア
- 血流改善

長ねぎ・小ねぎ

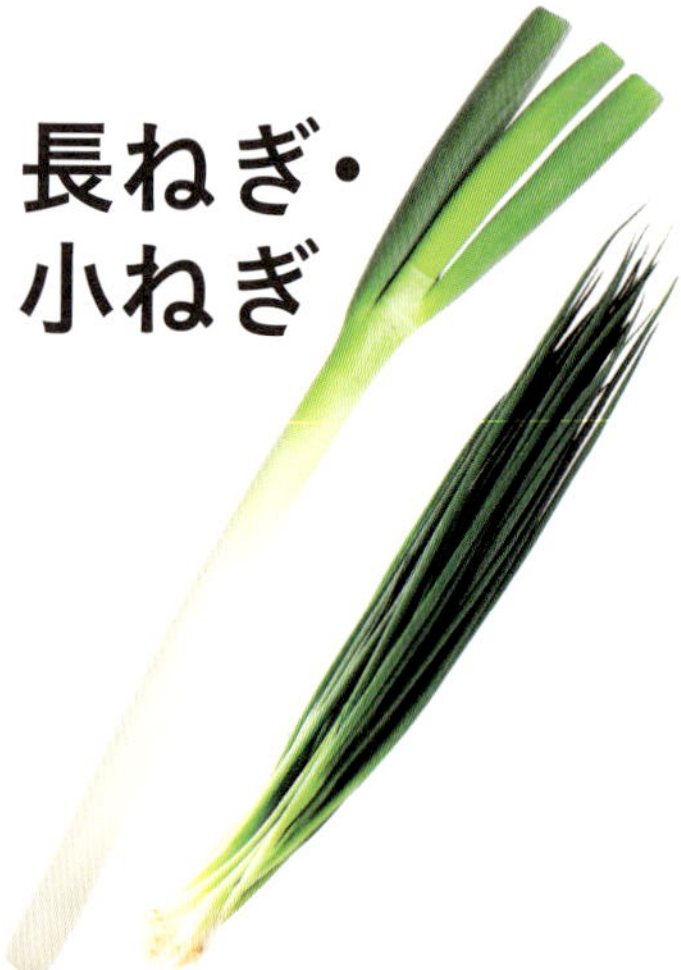

目の疲労回復や血流をよくする効果も

長ねぎの白い部分より緑色の部分にビタミンC、β-カロテンが多く含まれています。全体が緑色の小ねぎは、β-カロテン含有量が多いです。

ビタミンC、β-カロテンに老化予防を期待でき、香り成分アリシンがビタミンB_1の吸収を助けて血流改善や疲れ目の解消に役立ちます。

豚肉と組み合わせて食べるとよい

豚汁の薬味にして豚肉と長ねぎ、小ねぎを一緒に摂ると、アリシンの作用でビタミンB_1の吸収率がアップ。

＼ 期待できる目への効果 ／

老化予防　血流改善　疲れ目

たまねぎ・赤たまねぎ

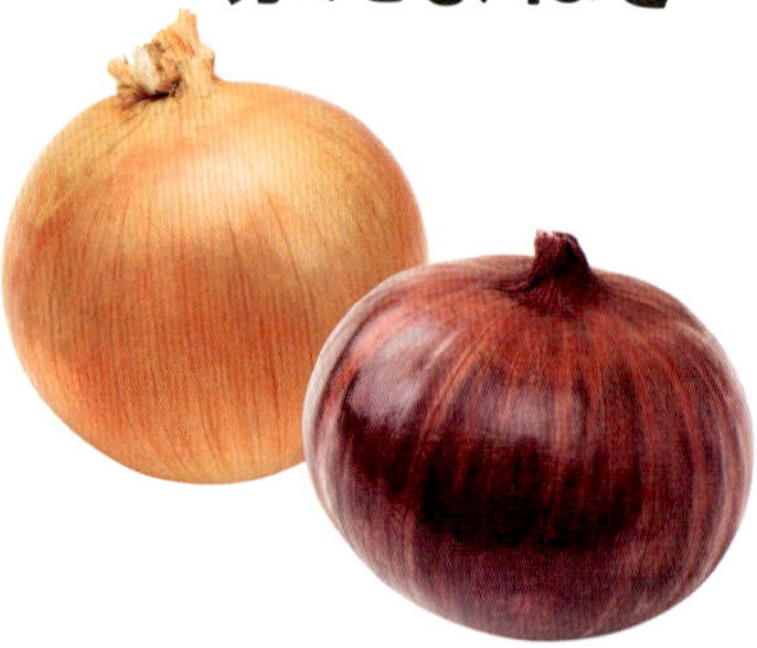

血流をよくする働きがあり視力の維持に役立つ

たまねぎの**アリシンは、血流をスムーズにする**作用があります。一方、赤たまねぎには**アントシアニンが含まれており、視力の維持や網膜の血流をよくする働き**が期待できます。

アリシンやアントシアニンは加熱すると栄養素を十分に摂取できないため、生で食べるのが効果的です。

ビタミンB_1の吸収をサポート

アリシンには、ビタミンB_1の吸収を助けて疲労回復効果をもたらしたり、コレステロールの代謝を促す働きも。

＼ 期待できる目への効果 ／

視力維持　血流改善　疲れ目

オクラ

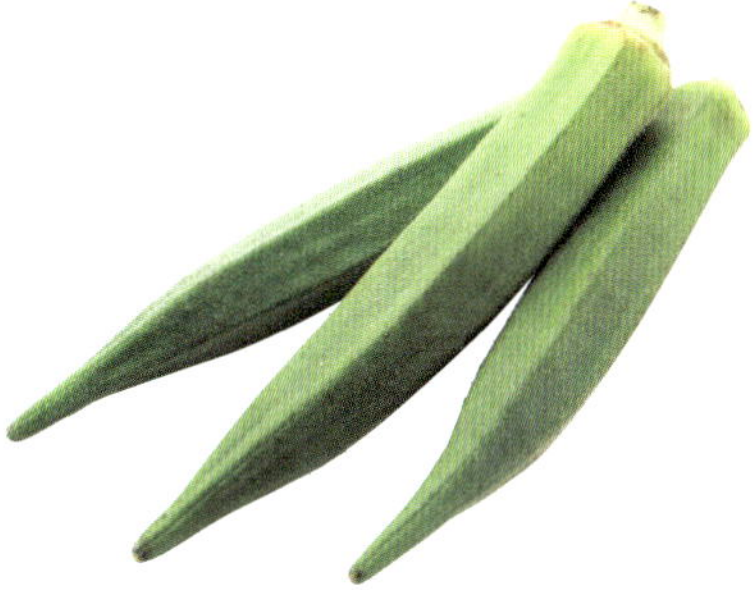

糖質の吸収を緩やかにする働きも

ネバネバの食感が特徴のオクラは、目の不調が気になるときに摂りたい野菜。ビタミンACEによって、**目の老化予防や粘膜、血管の健康を保つ作用が期待**できます。**β-カロテンは視覚機能をサポート。**食物繊維は、糖質の吸収を緩やかにするので、血糖値の急上昇を防ぐ効果も。

油で調理して脂溶性栄養素を吸収

ゆでてもおいしいですが、油で焼いたり炒めたりして油と一緒に摂取すると、ビタミンAなどの吸収率がアップ。

＼期待できる目への効果／

老化予防　視覚維持　血糖値対策

しそ・赤しそ

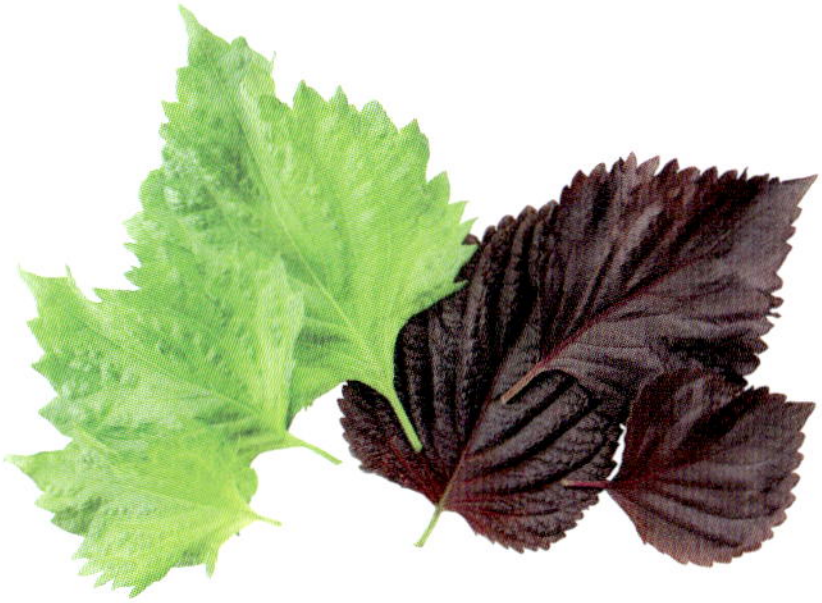

薬味やトッピングのほかソースなどにも使える

しそは、100gあたり1万1000㎍のβ-カロテンが含まれています。これはほうれん草の約2・6倍。一方、**赤しそはアントシアニンが豊富**です。β-カロテンやアントシアニンなど、複数の栄養素による相乗的な抗酸化作用によって、目を健康に保つ効果が期待できます。

ソースにすると大量に食べられる

しそは生食するので、水溶性の栄養素もまるごと摂取できます。大量に摂りたいならジェノベーゼソースにしても。

＼期待できる目への効果／

老化予防　視力維持　血流改善

バナナ

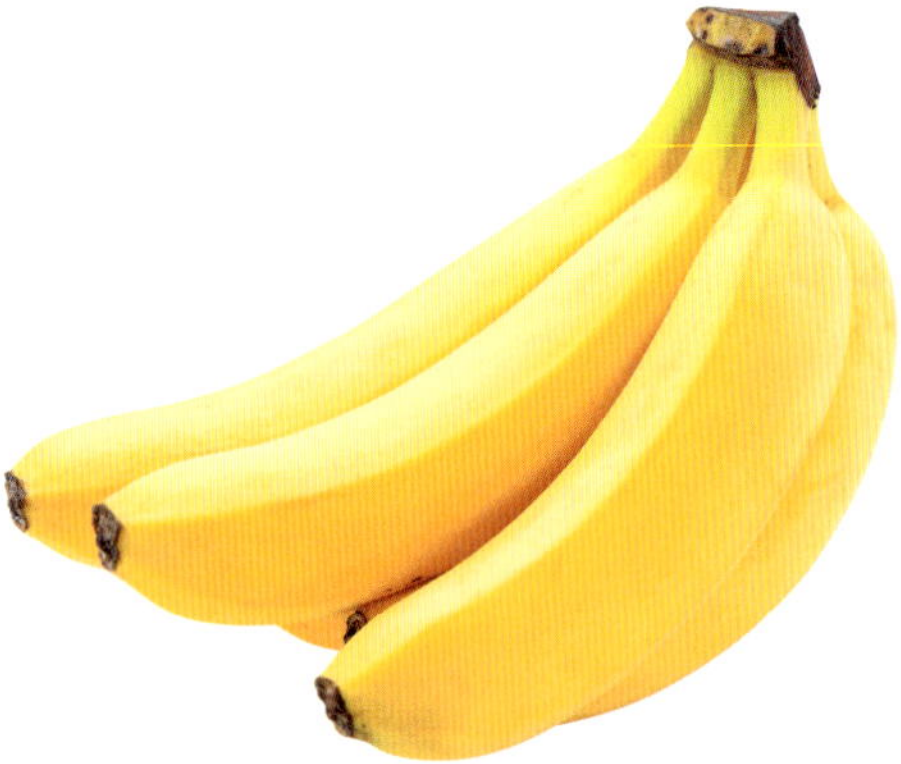

腹もちがよく、エネルギー補給にも最適

糖質の一部が体内に吸収されやすいため、速やかにエネルギーに変わります。

ストレスの緩和や良質な睡眠で健康な目に

バナナにはポリフェノールが含まれており、その抗酸化作用には目の老化を予防する働きがあります。

また、バナナにはトリプトファンという栄養素が含まれています。これは**幸せを感じるセロトニン、睡眠のリズムをつくるメラトニンの分泌につながる**もの。ストレスで目の血流が悪くなったり、睡眠不足が緑内障のリスクを上げるため、1日2本程度を目安に食べるといいでしょう。

期待できる目への効果

- 老化予防
- 血流改善
- 緑内障

全身の健康にいい影響を与える

バナナは目だけでなく、血圧低下や腸内環境の改善など体全体にいい影響をもたらします。2283人を対象にした研究では、**バナナを食べると血圧が2.7mmHg下がった**という報告も。

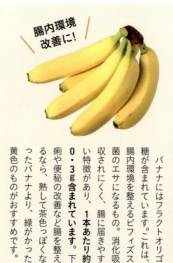

腸内環境改善に!

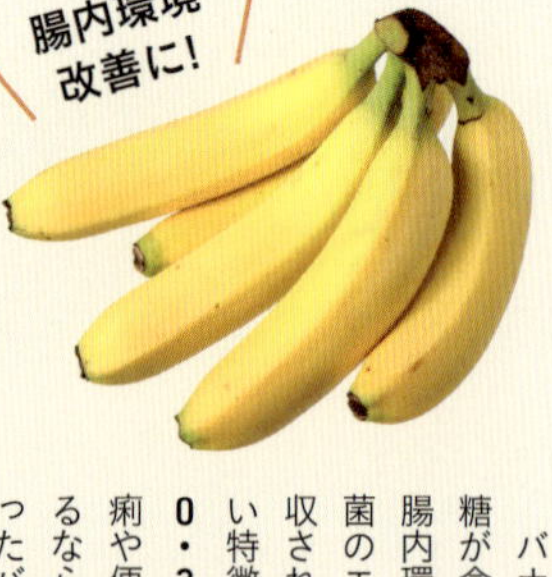

腸内環境改善には緑がかったバナナがおすすめ

バナナにはフラクトオリゴ糖が含まれています。これは、腸内環境を整えるビフィズス菌のエサになるもの。消化吸収されにくく、腸に届きやすい特徴があり、**1本あたり約0・3g含まれています**。下痢や便秘の改善など腸を整えるなら、熟して茶色っぽくなったバナナより、緑がかった黄色のものがおすすめです。

ぶどう

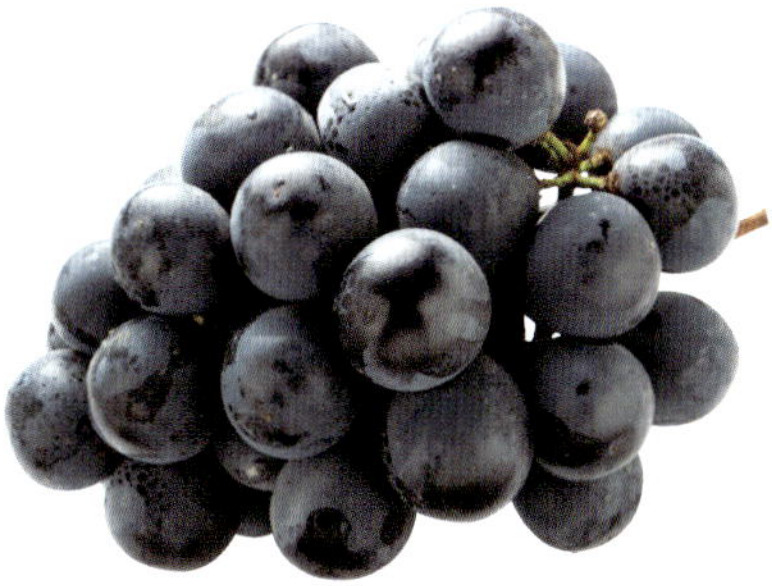

疲れ目の予防、改善におすすめの果物

アントシアニン、レスベラトロールといったポリフェノールが多く含まれている、ぶどう。ぶどうを含むベリー類全般に含まれるアントシアニンには、網膜細胞の血流をよくしたり、目の疲労を軽減する働きがあります。網膜の病気や疲れ目の予防、改善に役立ちます。

ぶどうは皮ごと食べると効果大
アントシアニンはぶどうの皮に多く含まれるので、皮ごと食べるのがおすすめ。食べにくければジュースにしても。

＼期待できる目への効果／
血流改善　疲れ目　網膜のケア

カシス

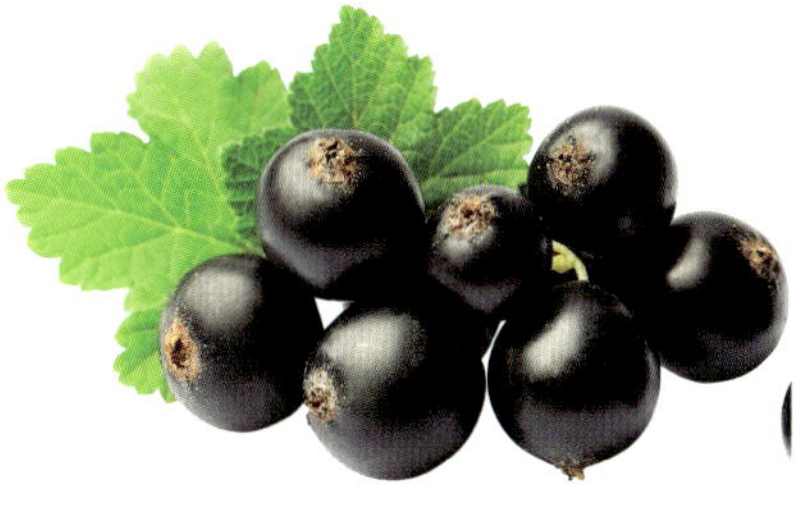

末梢血管を広げ目の血流をよくする

カシスもアントシアニンが豊富なベリー類。**末梢血管を広げ、目の血流をよくする**ことで、視力の維持や疲れ目対策につながります。ビタミンEも含まれており、網膜細胞の血流をよくする働きも。ビタミンEはいちごなどビタミンCを含むものと一緒に摂ると、効果がアップします。

冷凍やドライフルーツの活用を
生のものは手に入りにくいカシス。冷凍カシスや、ドライフルーツを上手に活用するといいでしょう。

＼期待できる目への効果／
血流改善　視力維持　疲れ目

アボカド

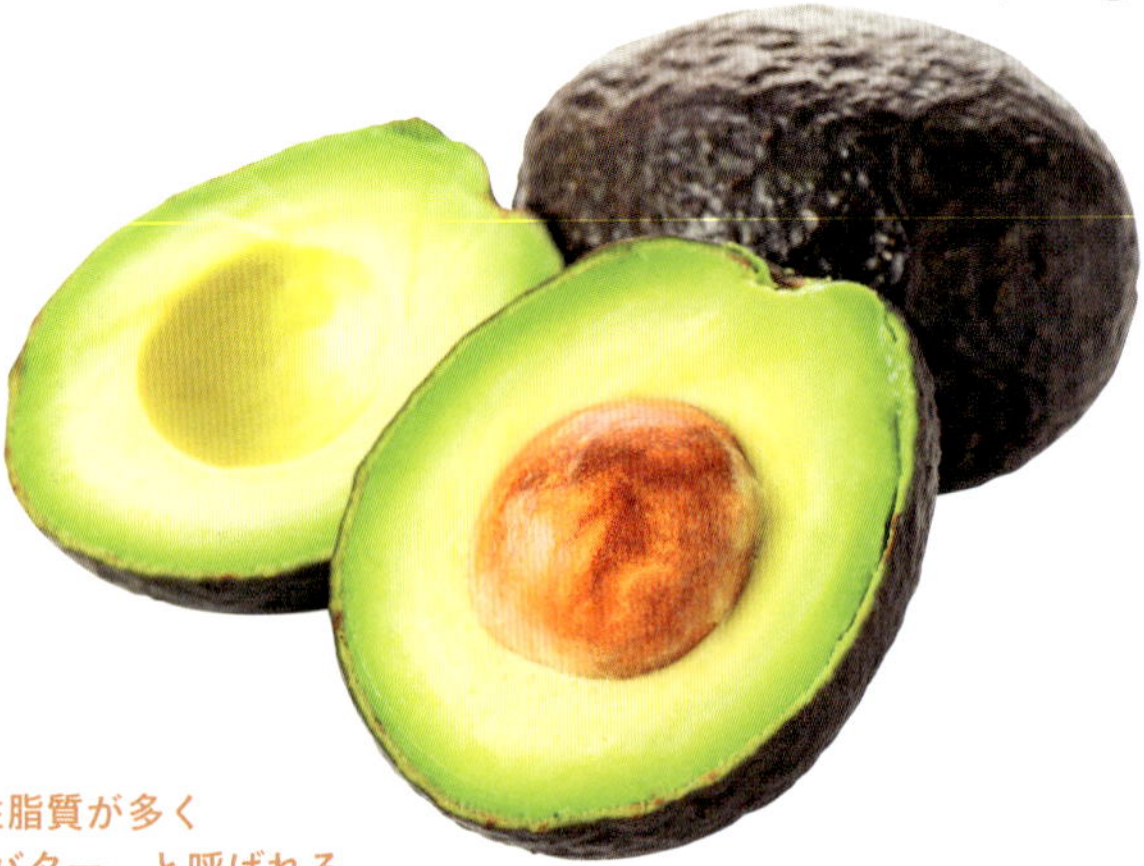

植物性脂質が多く「森のバター」と呼ばれる

栄養豊富で脂質が多く、濃厚でクリーミーな口あたりから「森のバター」と呼ばれています。

ルテインによって緑内障などの予防に役立つ

アボカドにはビタミンACEのほか、ルテインが含まれています。**ルテインは目に集まってくる栄養素で、目でダメージを消去してくれます。**そのため、緑内障や黄斑変性、近視の抑制や網膜色素変性症、白内障などの予防、改善効果が期待できるでしょう。また、アボカドを食べている人は、悪玉コレステロールが下がったという研究結果もあります。

＼期待できる目への効果／

緑内障　黄斑変性　近視

リノール酸やα-リノレン酸を含む

アボカドに含まれるリノール酸は、血中コレステロールや中性脂肪の値を下げます。また、α-リノレン酸は、オメガ不飽和脂肪酸。体内で一部がDHA・EPAに変換されます。DHA・EPAは、目の網膜を構成する成分。DHAは涙の質をよくする働きが、EPAは神経の機能を向上する効果が期待できます。

レモン汁であえると変色を防げる

アボカドは、切ってから時間がたつと、果肉が茶色く変色してしまいます。食べるときはレモン汁でアボカドをあえると、色止めされてきれいな緑色を保つことができます。

すいか

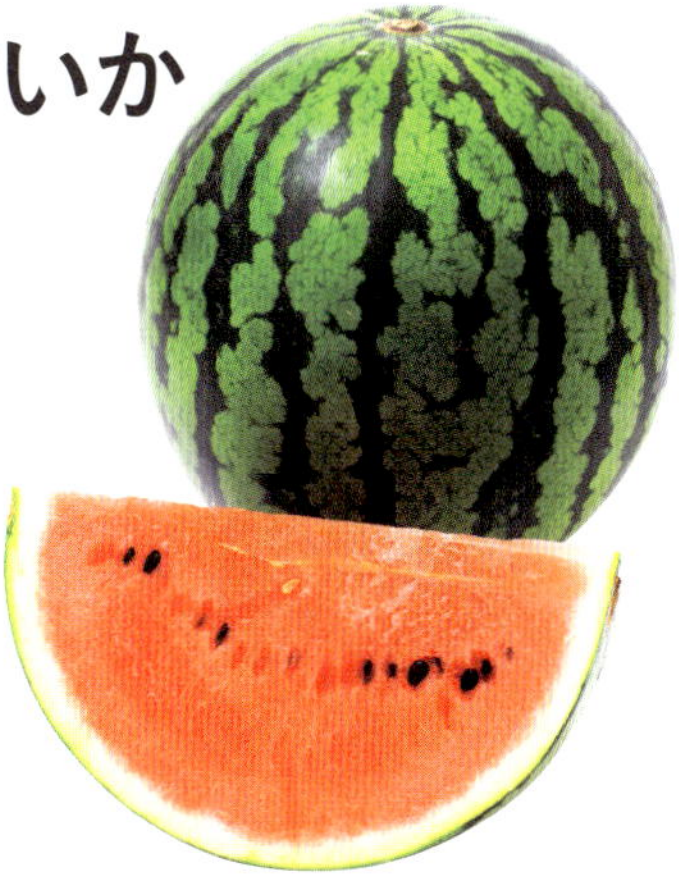

目の不調全般をカバーする夏の果物

赤い果肉部分はリコピンが豊富で、含有量は生トマトより多いというデータもあるほど。リコピンが目の神経をダメージから守り、再生を促す効果が期待できます。また、血管を拡張する働きがあるシトルリンが含まれており、丈夫な目の血管づくりに役立ちます。

白い部分も食べるのがおすすめ
シトルリンはすいかの白い部分に多く含まれています。白い部分も少し残してカットしたり、漬物にして食べても。

期待できる目への効果

- 視神経のケア
- 老化予防
- 血流改善

キウイフルーツ

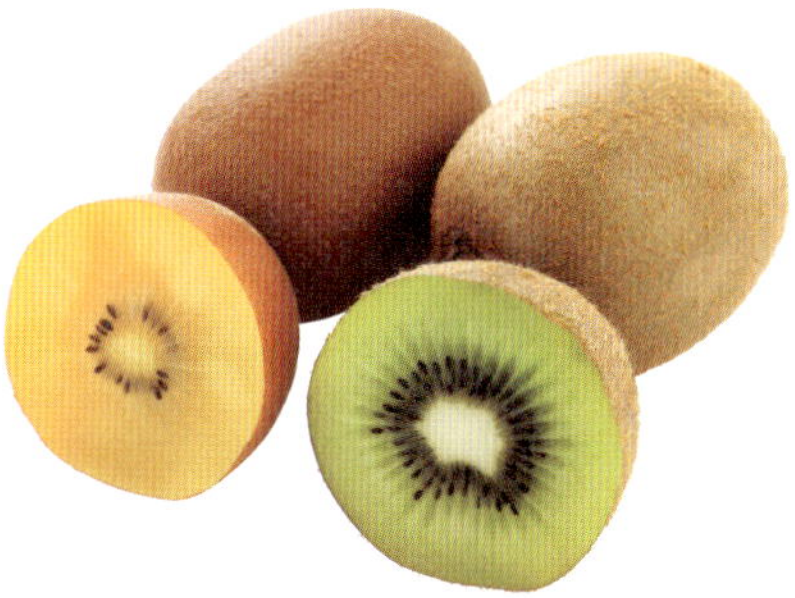

強い抗酸化作用で目の老化予防や疲労回復に

ビタミンCが多く、目の老化、白内障予防や健康な血管の維持、ストレス緩和や疲労回復効果が期待できます。目を酷使する人やストレスの多い人は、積極的に摂りたい果物です。**緑色のものより「ゴールデンキウイ」という黄色いキウイフルーツのほうがビタミンCの含有量が多め。**

半解凍でシャリシャリ食感に！
まとめ買いして食べきれないときは、皮ごと冷凍保存を。半解凍で食べると、シャーベットのような味わいに。

期待できる目への効果

- 老化予防
- 白内障
- 疲れ目

みかん

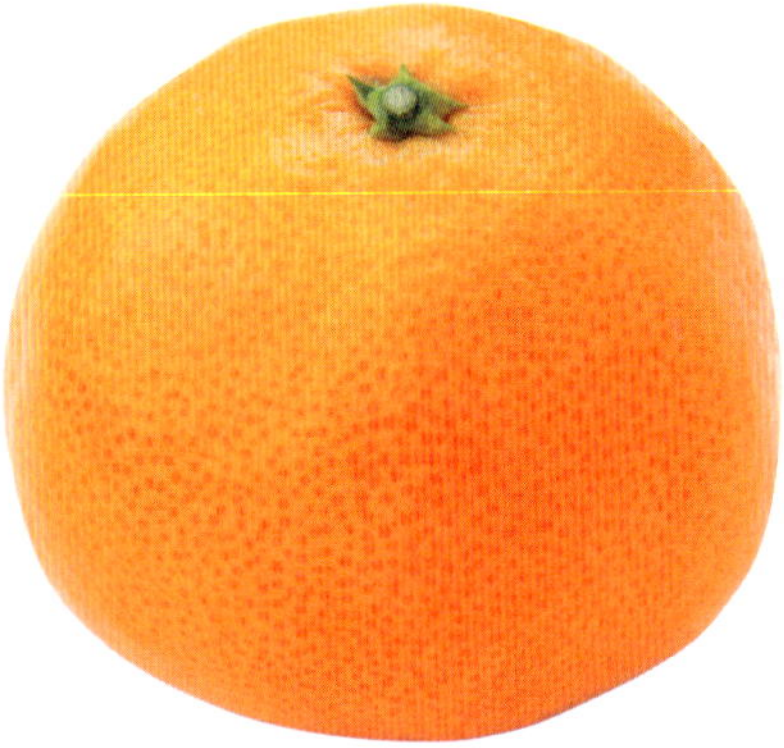

手軽にビタミン摂取できる

柑橘類のなかでも皮がやわらかいので、手軽にむいて食べることができます。

期待できる目への効果

- 老化予防
- 視神経のケア
- 緑内障

神経保護効果を期待できる冬を代表する果物

みかんに含まれるビタミンCと、カロテノイドの一種β-クリプトキサンチンは、目の老化予防などに役立つ栄養素。とくにβ-クリプトキサンチンは、体内に一定期間蓄積され、長期的に働くのが特徴です。

また、みかんの薄皮や白いスジには、ヘスペリジンという成分が含まれています。人間ではなく緑内障モデルマウスでの研究になりますが、**ヘスペリジンには神経保護効果があり、緑内障の予防や改善など目にいい効果を与えるのではないか**と報告されています。どれくらいの摂取量がよいかなど具体的な数字は出ていませんが、みかんはビタミンCも豊富なので、冬場は1日1個食べるとよいでしょう。

加工みかんなら冷凍みかんがおすすめ

冷凍みかんは皮ごと冷凍するため、栄養成分はほとんど変わらないといえます。一方、缶詰の場合は薄皮やスジを取ってしまうため、ヘスペリジンによる効果を得られにくいことも。基本的にシロップ漬けされているので、血糖値が上昇する心配もあります。みかんは新鮮なものか、冷凍みかんを選びましょう。

花粉から目を守る効果も期待できる

ヘスペリジンには、抗アレルギーや抗炎症作用があります。毛細血管を強くし、血管からの異物の侵入を抑制することで、花粉症による目のかゆみなどを抑える効果が期待できます。

オレンジ

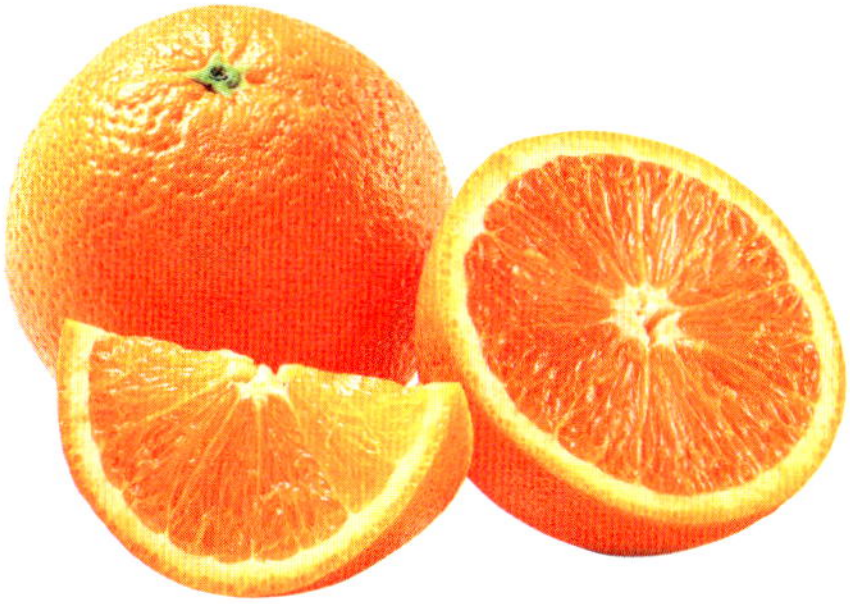

目の毛細血管強化を促す果汁たっぷりの果物

輸入品が多く、年中手に入るオレンジ。**ビタミンCやβ-クリプトキサンチン、ヘスペリジンが含まれ、老化予防や毛細血管の強化に役立ちます。**また、オレンジを摂取している人は緑内障になりにくいというデータもあり、ヘスペリジンと関係があるのではといわれています。

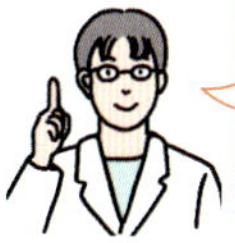

食後のデザートに

食後に食べることが多いオレンジ。薄皮もまるごと食べていますよ！

期待できる目への効果

老化予防　血管強化　緑内障

ピンクグレープフルーツ

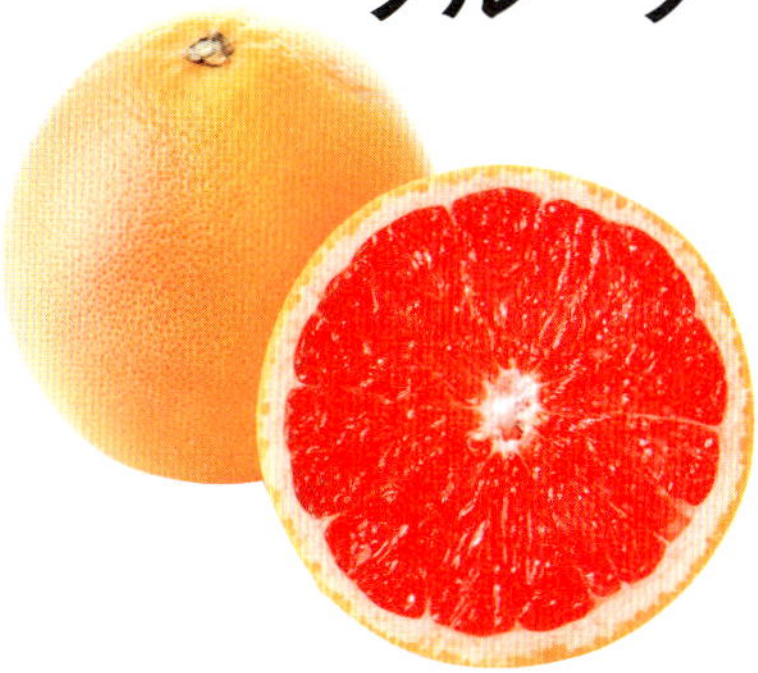

目の毛細血管を守るさわやかな柑橘類

苦味が少なく、ジューシーな果肉が特徴のピンクグレープフルーツは、**リコピンやビタミンCを含み、目の老化予防に役立ちます。**また、ほかの柑橘類同様、薄皮や白いスジに含まれているヘスペリジンは、血圧の上昇予防や目の毛細血管を強くする働きもあります。

スムージーで余さず栄養を摂取

薄皮や白いスジが食べにくい場合は、まるごとスムージーにして摂るとよいでしょう。

期待できる目への効果

老化予防　血管強化　血圧対策

柿

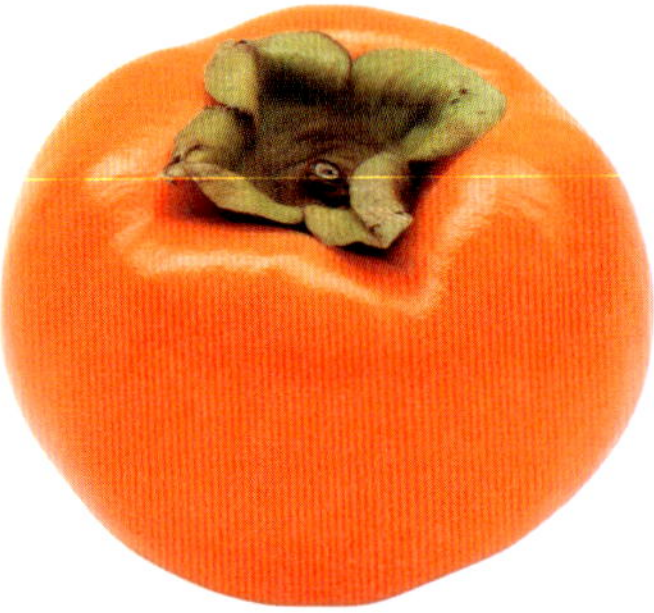

栄養を豊富に含み若々しい目を保つ

「柿が赤くなると医者が青くなる」といわれるほど、栄養価が高い柿。**ビタミンCやβ-カロテン、リコピンといった抗酸化物質が豊富**で、目の老化を予防し、若々しい目を保つことができます。また、β-カロテンは体内でビタミンAに変換され、暗いところでもよく見える目をつくります。

栄養の吸収を促す柿のカプレーゼ

モッツァレラチーズやオリーブオイルと合わせてカプレーゼにすると、脂溶性のβ-カロテンの吸収率が上がります。

期待できる目への効果

老化予防　視力維持　夜盲症

いちご

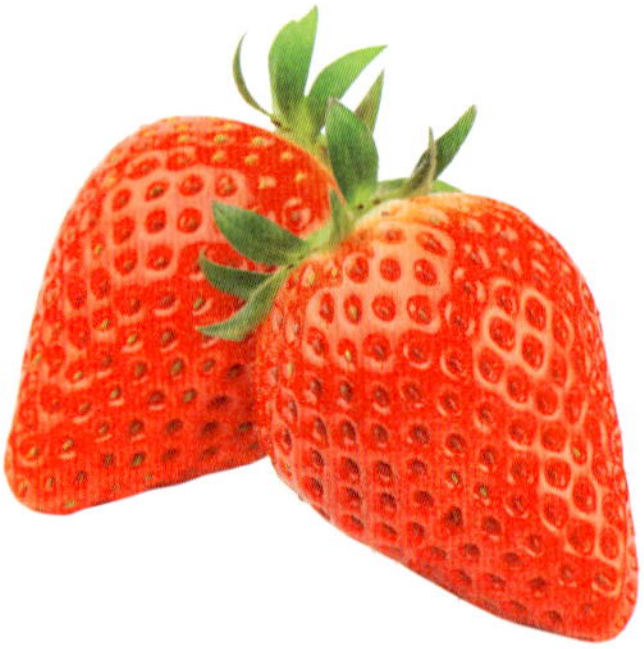

目の老化を予防する働きをもつ

老化につながる**活性酸素の働きを抑えるビタミンCを豊富に含みます。**摂取することで目の老化や白内障予防、健康な血管を保つ効果をもたらすでしょう。また、いちごに含まれるペクチンは、血糖値を安定的に保つ作用があるため、血糖値の急な上昇を防ぐ働きも期待できます。

シーズン外は冷凍いちごを活用

旬の季節にはさまざまな品種のいちごが並ぶので、好みの味を探してみましょう。シーズン外は冷凍いちごが便利。

期待できる目への効果

老化予防　白内障　血管強化

桃

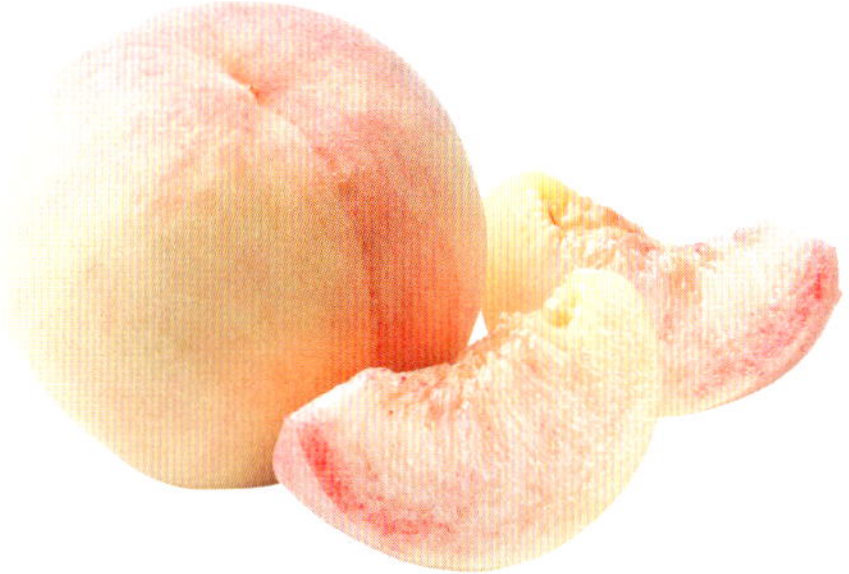

目の老化や眼病を予防する効果も

桃にはビタミンCが含まれており、その抗酸化作用で目の老化を防ぐ効果が期待されます。また、皮の近くに含まれるカテキンは、視覚機能の改善や予防につながるでしょう。

ちなみに、**桃やオレンジを摂っている人は緑内障になりにくい**というデータもあります。

血圧を下げたり、整腸作用も

桃には、血圧を下げる働きがあるカリウムや、整腸作用があるペクチンなども含まれています。

期待できる目への効果

- 老化予防
- 視力維持
- 緑内障

100%フルーツジュースは血糖値の急上昇を招く？

果汁100%ジュースを飲むなら、おすすめはオレンジジュース。**オレンジジュースを飲むと、総コレステロール値が6・84mg低下した**という研究もあります。

一方で果物をそのまま食べるよりも食物繊維が少ないため、血糖値が上がりやすく、**糖尿病のリスクが高まる**ケースも。果物を摂るなら、できるだけそのまま食べるほうがおすすめです。

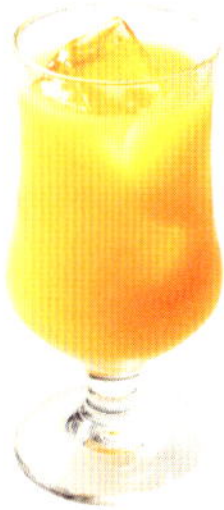

△

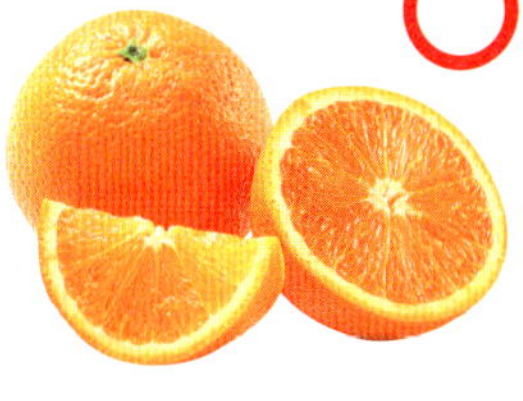

○

鶏肉

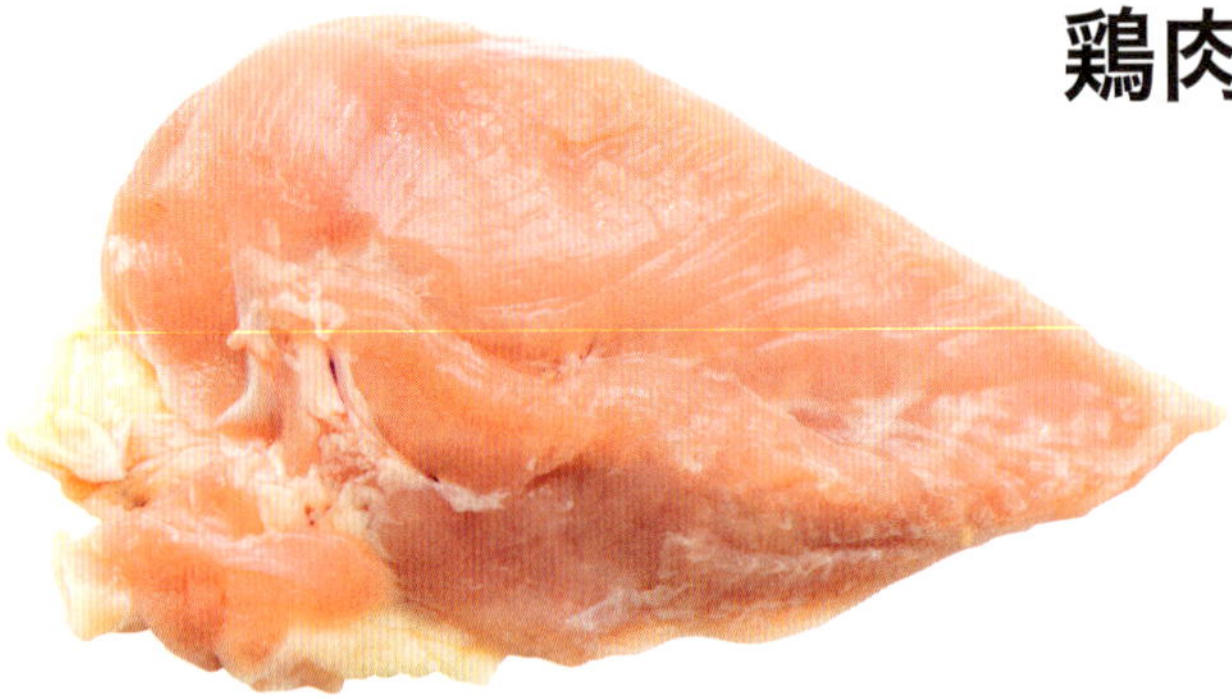

低脂肪でヘルシーな鶏むね肉

皮をはずすと、低脂肪、低カロリー、高たんぱくな肉。

健康な目をつくるたんぱく質を豊富に含む

目の健康に重要なたんぱく質が豊富。それに加えて鶏肉はビタミンB群も含み、抗酸化作用によって、眼病から目を守る効果が期待できます。**牛肉や豚肉より鶏肉のほうが、体にダメージを与えにくい**といわれています。その理由は、牛肉、豚肉のほうが脂質が多く酸化しやすいため。鶏肉は皮を除いて脂質が少なく、高たんぱくなので目にはおすすめです。

期待できる目への効果

緑内障 / 血流改善 / 疲れ目

各部位の名称

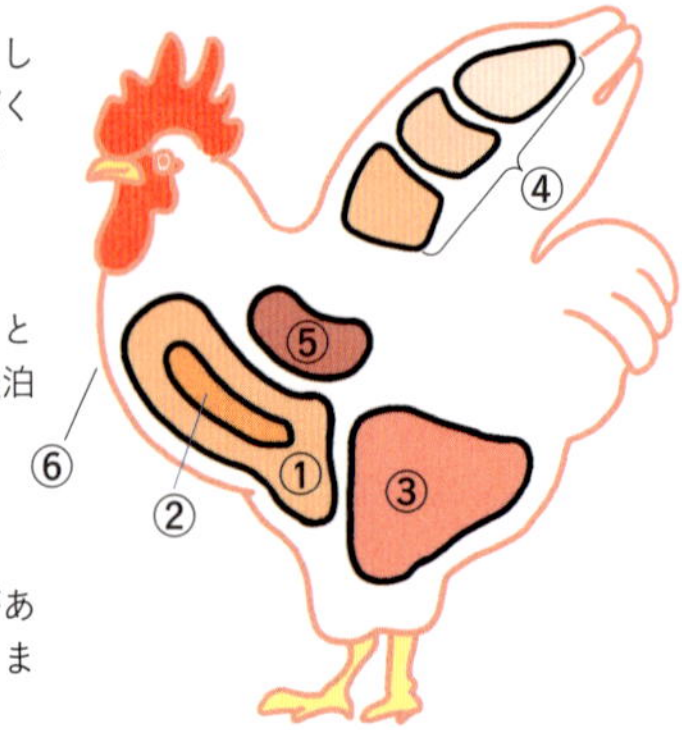

①むね肉
やわらかく、あっさりした味が特徴。高たんぱく質、低脂質でヘルシー

②ささみ
鶏の体のなかで、もっともやわらかい部位。淡泊な味わい

③もも
肉質はかためで弾力がある。脂肪分が多く、うま味が強い部位

④手羽
部位ごとに手羽先、手羽中、手羽元に分かれ、脂肪が多くコクがある

⑤レバー
鶏の肝臓部分。クセや臭みが少ない

⑥皮
脂肪とゼラチン質が多め。独特の食感がある

チーズ

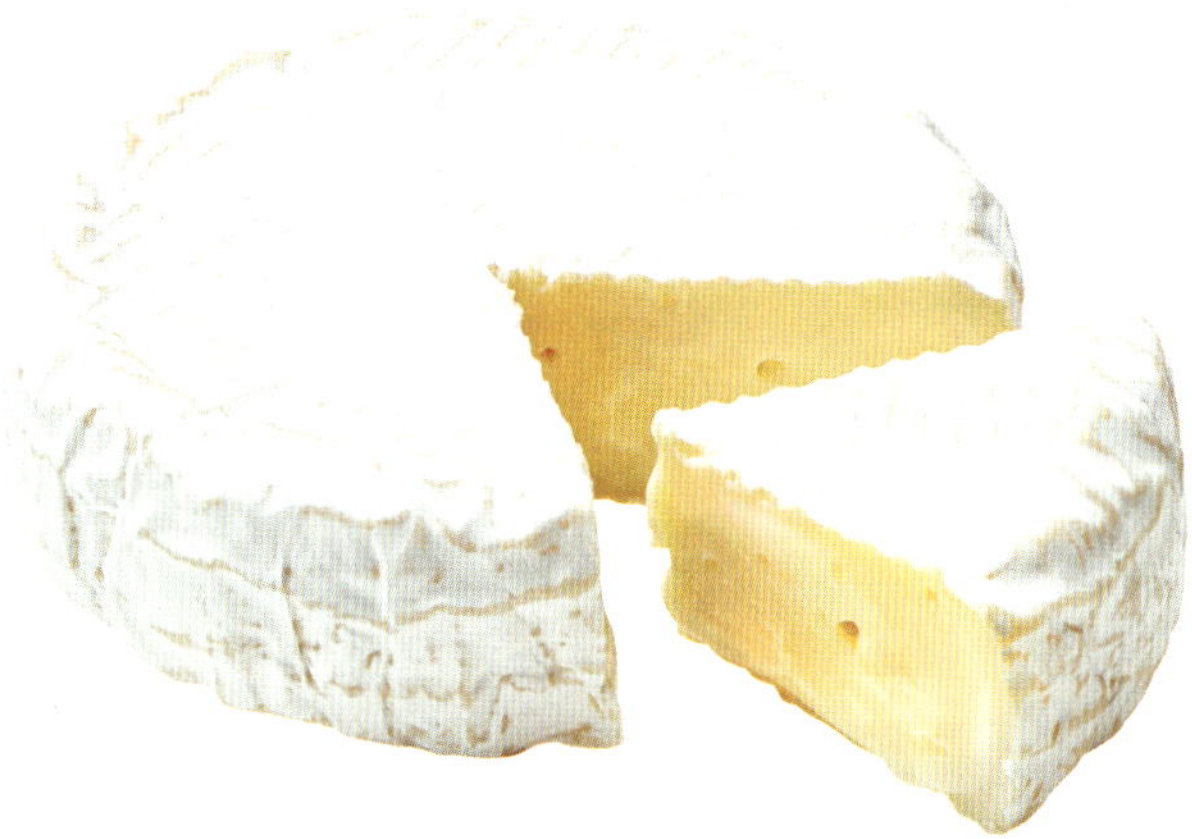

神経栄養因子が視神経を守る働きも

発酵食品のひとつ、チーズ。チーズに含まれるビタミンAは、目の粘膜の健康を保ち、暗い場所でも視力を保つ役割があります。

また、チーズは神経栄養因子の一種であるBDNFを増やすという研究結果があります。**神経栄養因子は健康な神経を維持したり細胞を再生させる働きがあるので、視神経にもいい影響を与える**可能性があります。

脂質が多いため食べすぎには注意

チーズは、脂質やたんぱく質を含み、血糖値の上昇が緩やかなので、おやつ代わりに食べるのもおすすめの食べ物です。

ただし、脂質が多く含まれているため、食べすぎるとニキビや肌荒れを起こす人も。摂取量は、1日あたり約30～50gを目安に摂取することをおすすめします。

チーズはビタミン類も豊富

カマンベールチーズには、ビタミンA、ビタミンE、ビタミンB_2が含まれています。

期待できる目への効果

- 視力維持
- 夜盲症
- 視神経のケア

チーズを食べるならナチュラルチーズを

いわゆるプロセスチーズは発酵後、加熱処理してあるため、菌が死滅して健康効果が薄まることも。チーズを食べるなら、ナチュラルチーズを選んだほうが目にはいいでしょう。

ヨーグルト

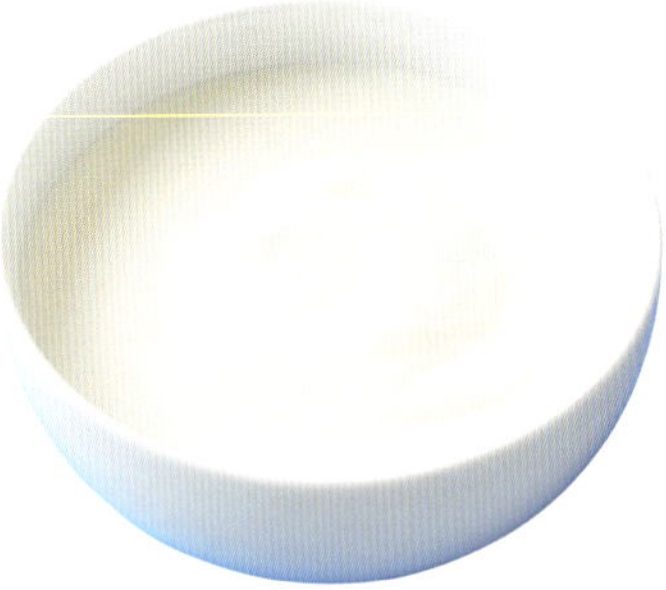

涙の質がよくなりドライアイが改善される

ヨーグルトには**ラクトフェリンという栄養素が含まれており、ドライアイに有効**といわれています。その理由ははっきりしませんが、ラクトフェリンが何らかの形で目に作用することや、腸内環境を整えることで涙の質が改善されるなどが考えられます。

期待できる目への効果

- ドライアイ
- 糖尿病
- 眼精疲労

糖尿病由来の目の病気予防にも

ヨーグルトはたんぱく質の補給という面でもおすすめ。食べると糖尿病リスクが低下するという報告もあります。

牛乳

新しい細胞に生まれ変わる働きをサポート

牛乳にはビタミンB_2が含まれ、3大栄養素である糖質、脂質、たんぱく質のエネルギー代謝を助ける役割があります。また、目の細胞の新陳代謝をスムーズにし、目の古い細胞を新しい細胞に生まれ変わらせる働きも。飲料としてだけでなく、料理に使うのもおすすめです。

期待できる目への効果

- 新陳代謝促進
- 充血
- 眼精疲労

コーンフレークにかけても

朝食に、コーンフレークに牛乳をかけ、柑橘類も一緒に摂ると栄養バランスがアップ。ビタミンCなども補えます。

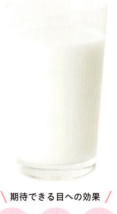

野菜
果実
肉・乳製品
魚介・海藻
穀物・豆
飲料

いわし

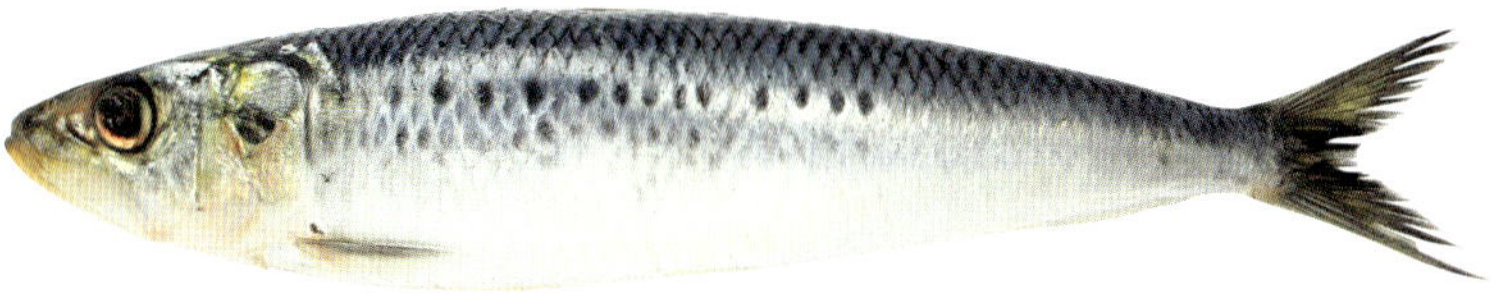

目に栄養をスムーズに運び網膜を健やかに保つ

青魚のいわしには、DHA・EPAが多く含まれています。DHA・EPAは網膜を構成しているため、摂取することで黄斑変性など網膜の病気の予防や抑制が期待できます。

DHA・EPAはオメガ3系脂肪酸といわれる、比較的質のいい脂。それが**涙に油分を加え、ドライアイの改善に有効なのではないか**といわれています。また、DHA・EPAは血栓を溶かして血流を改善するので、目に栄養をスムーズに運ぶ働きも。

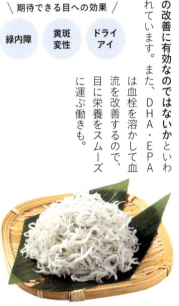

期待できる目への効果
緑内障
黄斑変性
ドライアイ

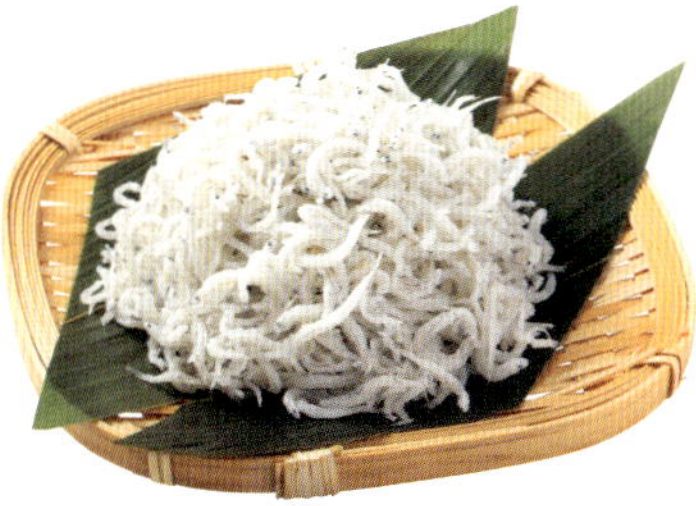

カタクチイワシの稚魚しらす
釜揚げしらすはクセがなく、そのまま食べられるので、手軽にDHA・EPAを摂ることができます。

青魚は意識的に摂取
いわしなどの青魚は、意識的に摂っています。焼き魚や寿司など調理法を変えると、飽きずに食べられます

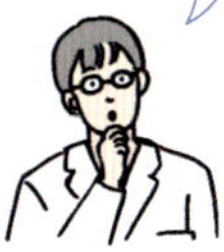

骨や皮ごと食べると栄養をしっかり摂取できる

いわしは小さいので、小骨や皮ごと食べやすい魚。まるごと食べたほうが、DHA・EPAやカルシウムをたくさん摂れます。また、ビタミンACEやポリフェノールと一緒に摂ると、DHA・EPAの酸化を抑えられます。

さんま

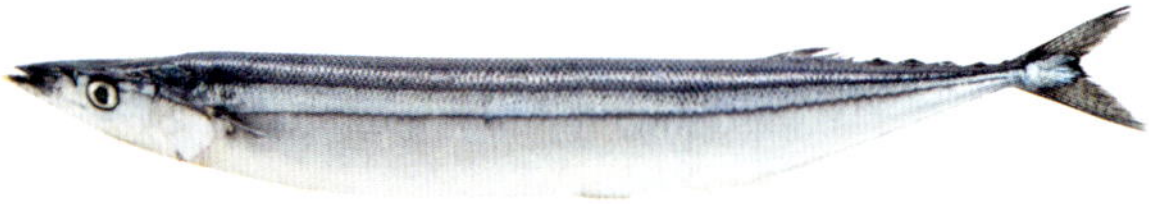

良質な脂質も摂れる目にいい青魚

秋の味覚さんまは、脂がのったおいしい青魚。**DHA・EPAを含み、DHAはドライアイの予防に、EPAは目の血流を促す働き**があります。抗酸化作用があるビタミンEによって、目の老化予防も。また、さんまは大根おろしと合わせて食べると、消化吸収がスムーズになります。

＼期待できる目への効果／

ドライアイ　血流改善　老化予防

柑橘類と合わせて酸化を抑制

さんまにすだちやレモンなど柑橘類をプラスすると、DHA・EPAの酸化を抑える効果があります。

ぶり

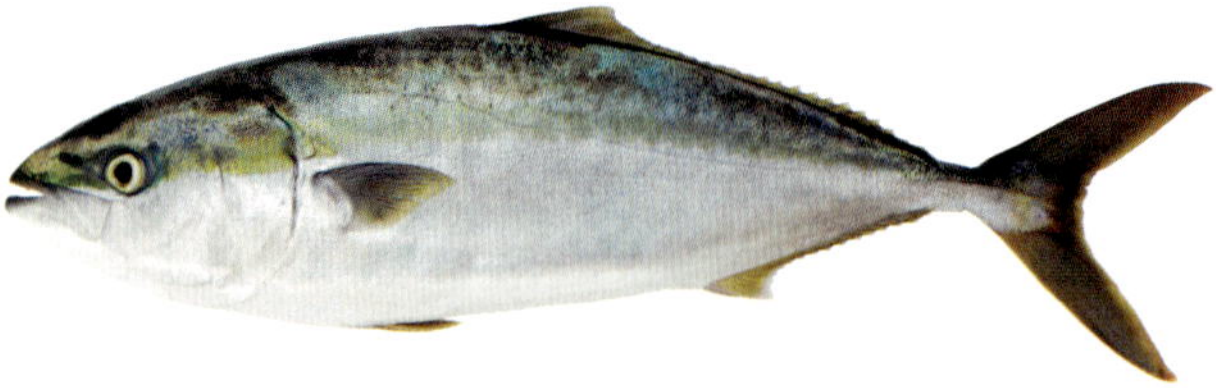

涙の質をよくして目の乾燥を防ぐ

ぶりは、成長とともに呼び名が変わる出世魚。**血管を健やかに保つDHA・EPAを豊富に含みます。**DHAは涙の質をよくする働きがあるので、目の乾燥が気になるときに摂りたい食材のひとつ。また、ビタミンAも含まれており、目の不調や疲れ目を改善する働きが期待されます。

＼期待できる目への効果／

ドライアイ　血流改善　疲れ目

刺身で食べるのがベスト

DHA・EPAは加熱すると酸化しやすくなるため、新鮮なぶりを刺身で食べるのがおすすめです。

ぎんだら

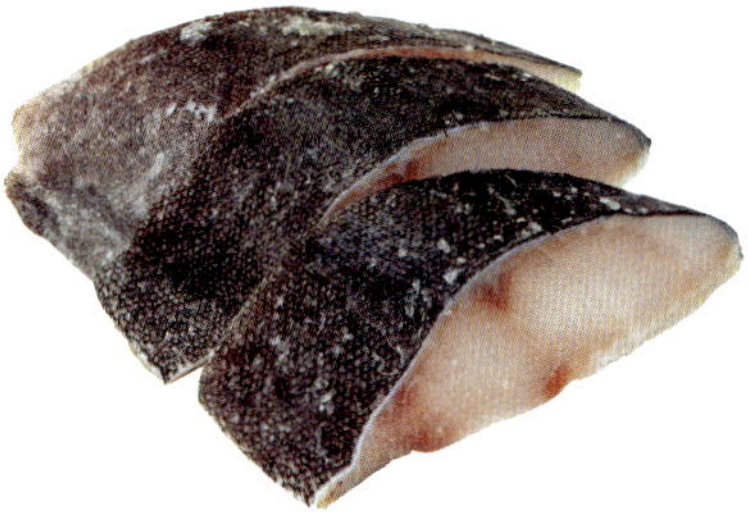

ビタミンAの働きで暗い場所でも視力を保つ

焼き魚や煮付けなどにすることが多い、ぎんだら。DHA・EPAなどさまざまな栄養を含みますが、特筆すべきは**ビタミンAの含有量で、魚介のなかでもトップクラス**。豊富に含まれたビタミンAによって、ドライアイや夜盲症の予防が期待できます。

実はタラ科の魚ではない

ぎんだらは、たらに似ているだけで仲間ではありません。栄養価も異なるので、買うときは商品名の確認を。

＼期待できる目への効果／

ドライアイ　夜盲症　老化予防

かつお

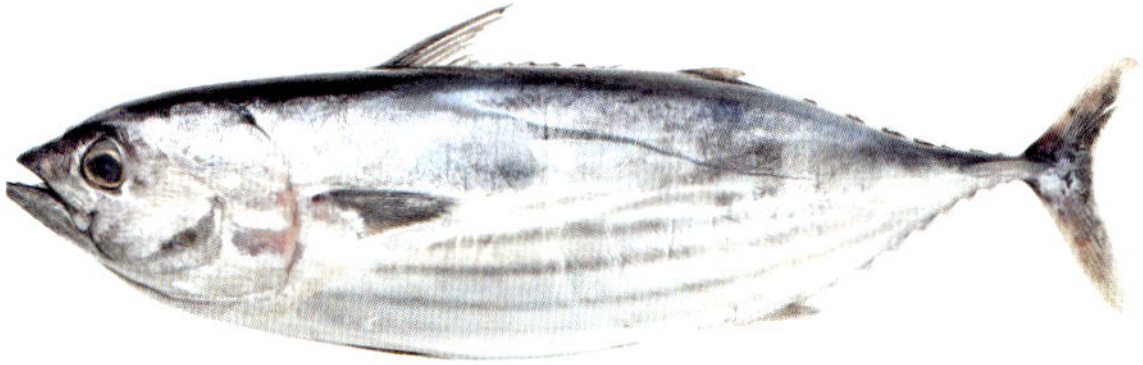

疲労回復効果が高いビタミンB12を含む

かつおにもDHA・EPAが含まれており、ほかの青魚同様、涙の質をよくしてドライアイや視力の低下を防ぐ効果が期待されます。

また、**魚のなかでも疲労回復効果があるビタミンB12が豊富**なので、疲れ目や眼精疲労の予防などを期待できます。

＼期待できる目への効果／

ドライアイ　視力維持　疲れ目

時期によって呼び方が異なる

北上中のかつおは「初がつお」、南下中は「戻りがつお」。脂がのっているのは戻りがつおです。

まぐろ

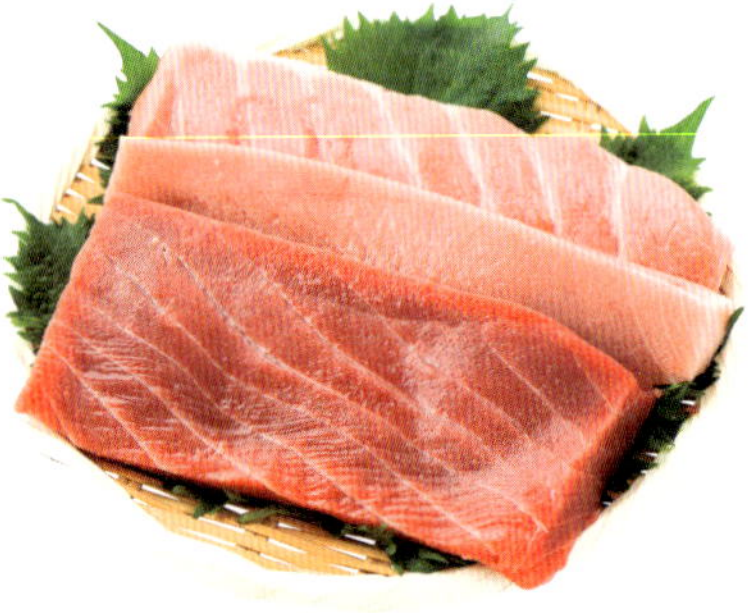

目の血流を促進する人気の赤身魚

まぐろは、部位によって栄養価が異なります。**目の乾燥を防ぐDHA、血流をよくするEPAやビタミンEが多いのは、赤身よりトロの部分。**ただし、トロは脂質が多くカロリーも高いので食べすぎには注意を。

酸化しやすいので、購入の際は新鮮なまぐろを選ぶのもポイントです。

刺身の鮮度は色で判断を

刺身の場合、トロならくすみのないピンク色、赤身なら鮮やかな赤色のものを選びましょう。

期待できる目への効果

ドライアイ　血流改善　老化予防

えび

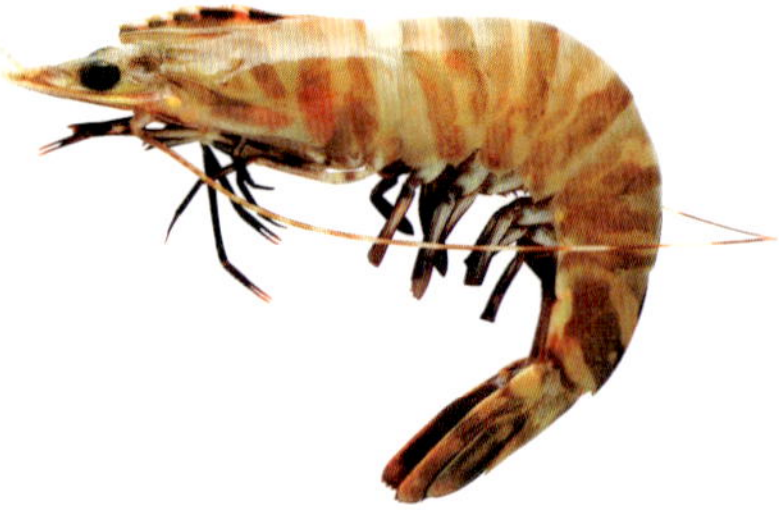

眼精疲労の回復に役立つ赤い甲殻類

天然の赤い色素、アスタキサンチンを含みます。アスタキサンチンには強力な抗酸化作用があり、老化を防ぐ機能が極めて高い栄養素。目の新陳代謝を促し、血流を促進します。アスタキサンチンとビタミンEの抗酸化作用で、疲れ目や眼精疲労の回復、免疫機能の維持などが期待できます。

緑黄色野菜も一緒に食べる

ビタミンACEが加わると、高い抗酸化作用がさらにアップ。ほうれん草などと一緒に食べるのがおすすめ。

期待できる目への効果

老化予防　血流改善　眼精疲労

かに

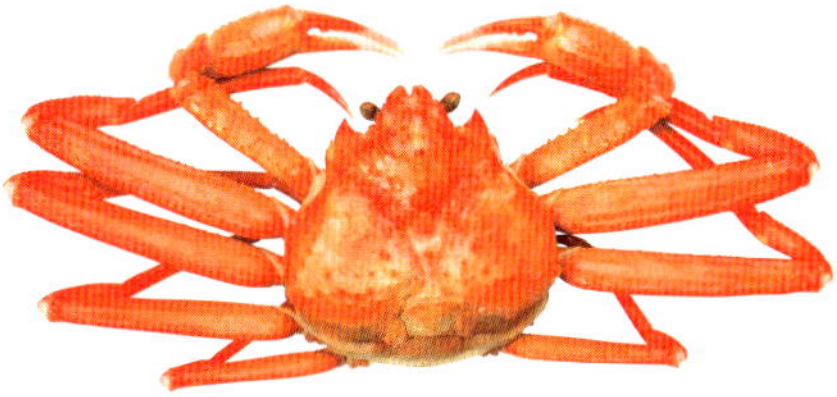

アスタキサンチンが目の老化を抑える

生食でも加熱してもおいしく食べられるかには、**強い抗酸化作用のあるアスタキサンチンや、疲労回復に役立つタウリンを含みます。**

アスタキサンチンによって目の老化を抑え、免疫機能を保つ効果も。タウリンは、疲れ目や眼精疲労の回復を助けます。

鍋にはビタミンCを含む野菜を

ビタミンCの多い春菊や小松菜などの野菜をたっぷり入れてかに鍋にすると、抗酸化作用がより強力に。

期待できる目への効果

老化予防 / 疲れ目 / 眼精疲労

いくら

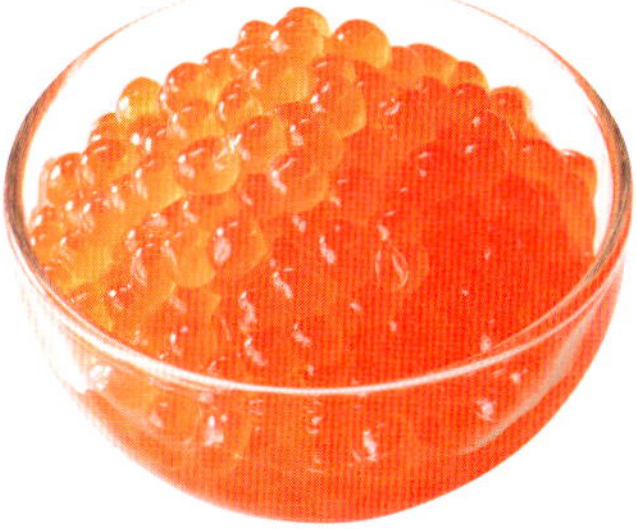

血管を健康に保ち網膜の機能を維持する

さけやマスの卵を塩漬けにしたいくらは、**血管の健康を維持するDHA・EPAのほか、脂溶性ビタミンA、E、Dを含みます。**DHA・EPAは網膜を構成している重要な栄養素。また、アスタキサンチンや抗酸化ビタミンは目の老化予防に、ビタミンAは目を乾燥から守ります。

しそと合わせてちらし寿司などに

いくらとしそを食べ合わせると、ビタミンACEを補うことができ、より強い抗酸化作用を発揮します。

期待できる目への効果

網膜のケア / 老化予防 / ドライアイ

ほたて

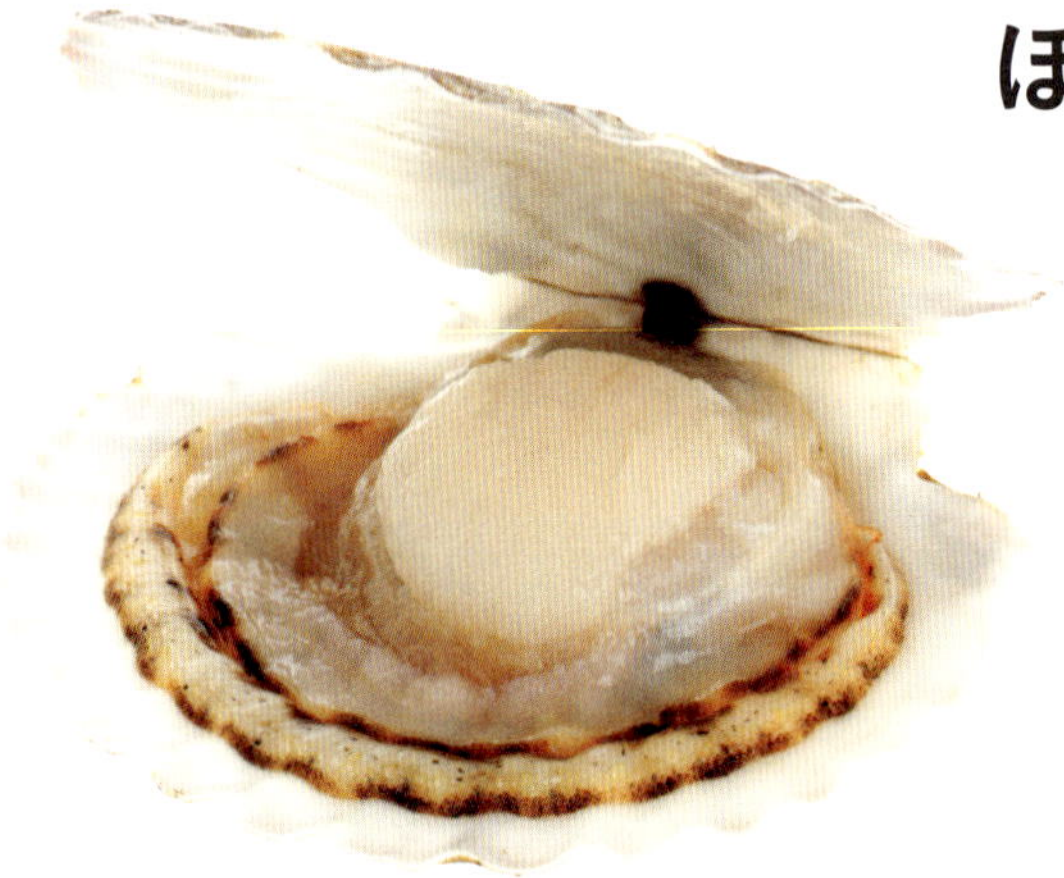

タウリンが網膜の変性を抑え神経保護をサポートする

ほたてに含まれる栄養素は、おもに「たんぱく質」「ビタミンB群」「タウリン」。なかでもタウリンは、近視や緑内障、糖尿病などで**網膜の状態が悪化することを抑えたり、神経のアポトーシス（細胞が自然と死んでいくこと）を抑えるのではないか**といわれています。目にとって重要な網膜をケアする食べ物といえるでしょう。

ビタミンEや亜鉛も含み栄養豊富な魚介

亜鉛は、皮膚や内臓の一部になる栄養素で、新しい細胞をつくるために必要な成分。ちなみに、生食でも加熱しても、ほたての栄養が目に与える効果は変わりません。

＼期待できる目への効果／

- 緑内障
- 視神経のケア
- 網膜のケア

さまざまな不調を改善するタウリンの効果

タウリンは、**筋疲労を軽減したり、運動によるDNAの損傷を減少させた**という研究結果もあります。また、慢性関節リウマチや炎症を改善する効果があったとの報告も。

ちなみに近年、緑内障の目薬にタウリンを加える研究が進められています。近い将来、タウリンが入った目薬が開発される可能性もあります。

ボイルしてシンプルに

たんぱく質も多いので、時々食べるほたて。ゆでてしょう油をつける、シンプルな食べ方が好きですね

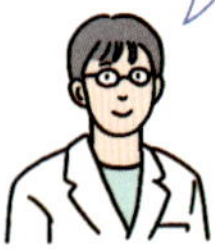

いか

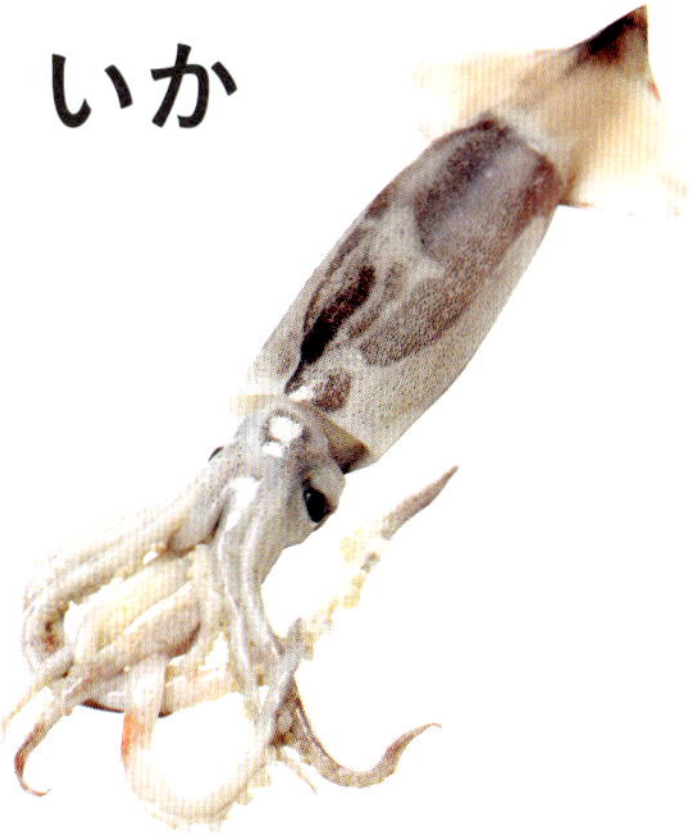

目に必要な栄養素を運ぶ タウリンを多く含む

肝臓は栄養素の貯蔵や供給を担っており、全身の健康のために重要な臓器。アミノ酸の一種、タウリンは肝機能を高め、目に必要な栄養素を運ぶ働きをサポートします。**いかは、タウリンを豊富に含むほか、ビタミンEによる老化予防や血流改善による目の不調の緩和も期待**できます。

食べるなら「するめいか」を

ビタミンEやビタミンB_6の含有量が多いのは、やりいかよりもするめいか。冷凍も多く、取り入れやすい食材です。

期待できる目への効果

老化予防 / 血流改善 / 疲れ目

たこ

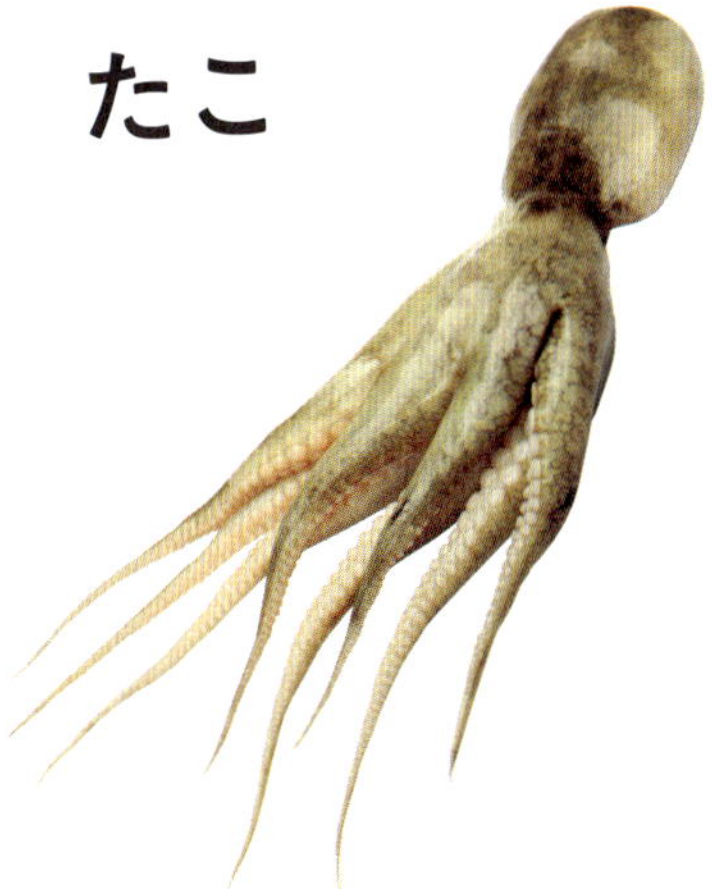

豊富な亜鉛が 細胞の新陳代謝を促す

肝機能を向上させるタウリンを豊富に含む魚介のひとつ。抗酸化作用のあるビタミンE、エネルギー代謝をサポートするビタミンB_1やB_2も含みます。また、不足しがちな亜鉛が多いのも特徴。亜鉛は、細胞の新陳代謝を促し、新しい目の細胞をつくり出す働きがあります。

加熱調理がおすすめ

たこは魚介のなかでも、タウリンの含有量がトップクラス。生食ではなく、加熱調理のほうが安心です。

期待できる目への効果

新陳代謝促進 / 老化予防 / 血流改善

わかめ

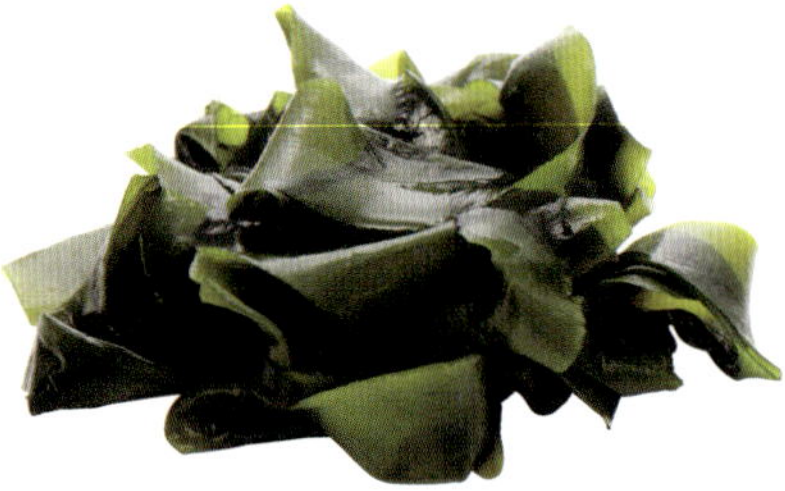

ビタミンAなどの働きで視覚機能を健全に保つ

眼精疲労や視力維持に役立つ海藻、わかめ。その理由は、**抗酸化作用のあるビタミンA、E、β-カロテンが含まれている**こと。ビタミンAは視覚機能を保ち、目の不調全般をカバーする働きがあります。β-カロテンも体内でビタミンAに変わることで、目の健康をサポートします。

ごま油であえると吸収されやすい

わかめに含まれるビタミンA、ビタミンE、β-カロテンは脂溶性。ごま油でナムルにすると、吸収率がアップ。

＼ 期待できる目への効果 ／

眼精疲労　視力維持　老化予防

かれい

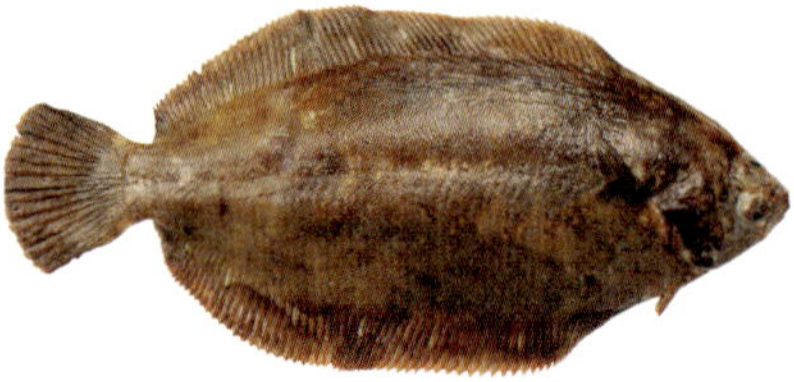

健やかな目に必要な栄養素をもつ白身魚

低脂質でクセのない味。夏は身に脂がのっており、冬から春にかけては子もちがれいの卵を味わえます。**目の健康に役立つDHA・EPAのほか、抗酸化作用のあるビタミンE**、糖質のエネルギー代謝を助けるビタミンB_1や、脂質のエネルギー代謝を助けるビタミンB_2を含みます。

旬の子もちがれいは栄養価が高い

冬〜春頃が旬の子もちがれいは、ビタミンEやビタミンB_1が多いので、積極的に摂るといいでしょう。

＼ 期待できる目への効果 ／

血流改善　老化予防　新陳代謝促進

うなぎ

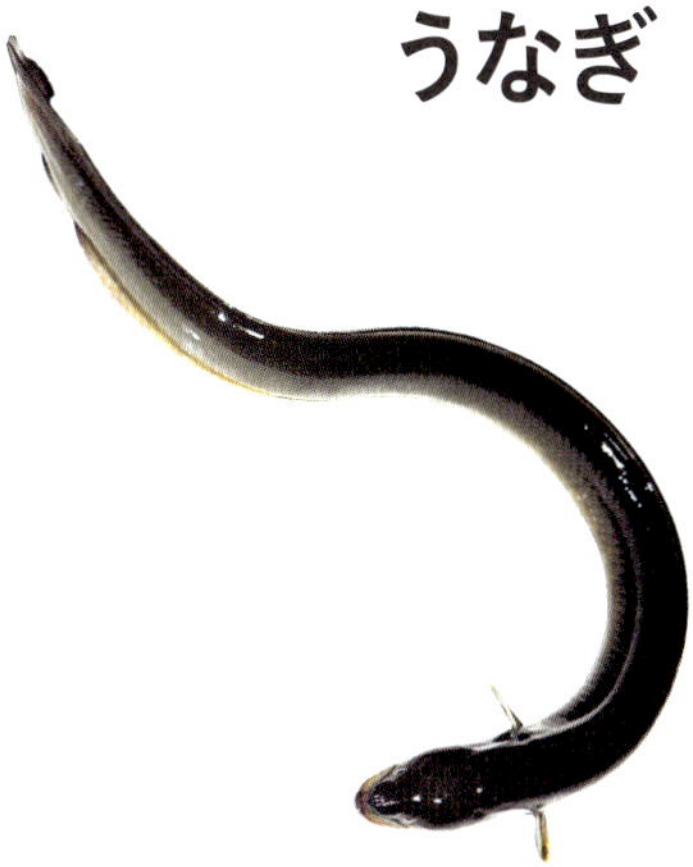

目の不調緩和に役立つ栄養豊富な魚

うなぎは、**DHA・EPA、ビタミンAやビタミンB群などを含む栄養豊富な魚。**EPAは血液をサラサラにして血流をよくするため、目の不調緩和に役立ちます。ビタミンAは老化予防に、ビタミンB_1は疲れ目をやわらげる働きも。ビタミンB_2は目の細胞の新陳代謝を促します。

ビタミンACEと一緒に摂取

うなぎに緑黄色野菜のサラダを添えたり、デザートに柑橘類を食べると、DHA・EPAの酸化を抑えらます。

期待できる目への効果

- 血流改善
- 老化予防
- 疲れ目

あなご

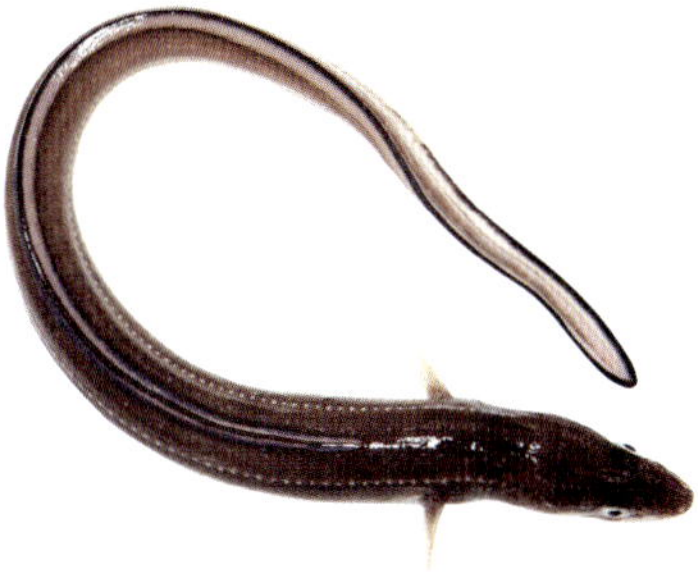

ビタミンA、Eの相互作用で網膜の機能を改善する

うなぎよりも淡泊な味の白身魚、あなご。**DHA・EPAのほか、抗酸化作用のあるビタミンAとビタミンEを含みます。**ビタミンA、ビタミンE相互の抗酸化作用によって、目の老化予防をはじめ、視力回復や維持、網膜の働きを改善するなど、目の健康につながります。

不足しがちなミネラルも含む

あなごは、鉄やカルシウムなどのミネラルも豊富。とくにカルシウムは、骨粗しょう症予防に有効です。

期待できる目への効果

- 老化予防
- 視力維持
- 網膜のケア

もち麦

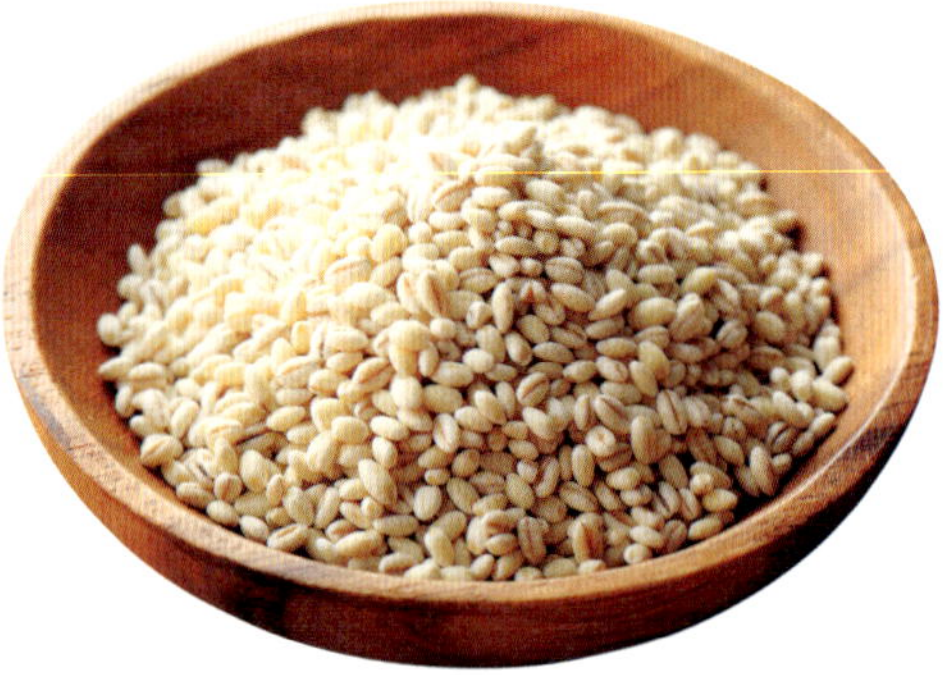

食物繊維を多く含み、粘り気が強い

麦のなかでも、粘り気が強い大麦のことを「もち麦」と呼びます。

主食をもち麦ごはんにして血管へのダメージを減少

もち麦は、白米に比べて食物繊維が豊富。血糖値の上昇が緩やかなため、血管にダメージがかかりにくくなります。とくに目の血管は細くて小さいので、血管の状態が悪くなると緑内障や黄斑変性などのリスクが高まることに。血糖値を急上昇させないことは重要です。また、**もち麦は玄米よりも4倍ほど多く水溶性食物繊維が含まれており、消化吸収がよい**ので、腸にもいい食材です。

＼期待できる目への効果／

緑内障　黄斑変性　糖尿病

お茶漬けがおすすめ！

私も最初はもち麦の味に慣れなくて……。役立ったのが、お茶漬けの素。ぐっと食べやすくなりましたよ！

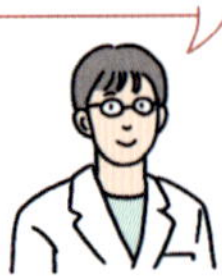

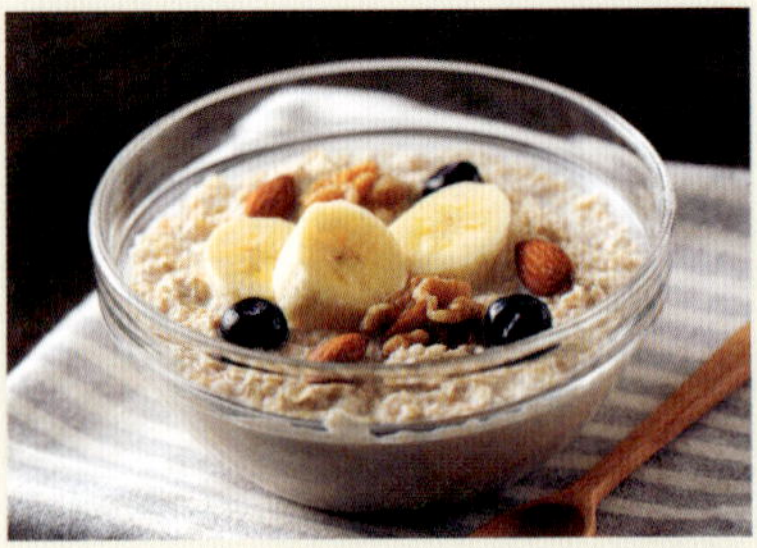

もち麦ご飯と同様の特徴をもつオートミール

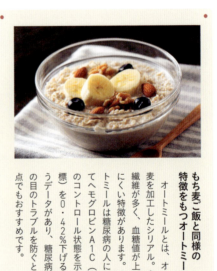

オートミールとは、オーツ麦を加工したシリアル。食物繊維が多く、血糖値が上がりにくい特徴があります。オートミールは糖尿病の人に対してヘモグロビンA1C（血糖のコントロール状態を示す指標）を0・42%下げるというデータがあり、糖尿病由来の目のトラブルを防ぐという点でもおすすめです。

玄米

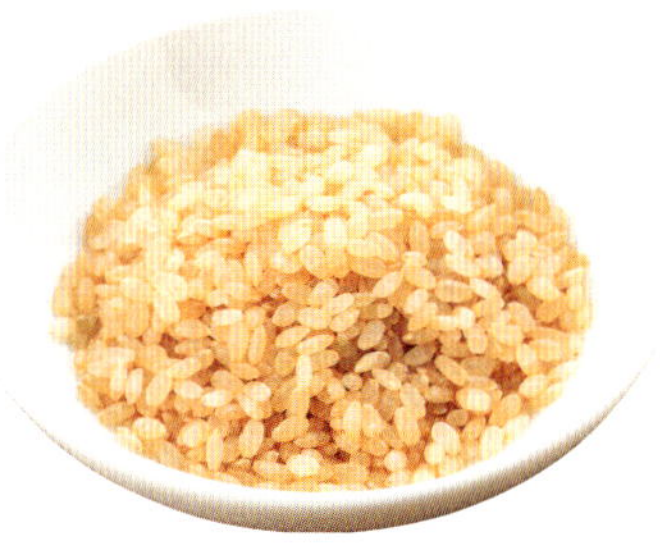

血糖値が緩やかに上がり目に負担がかかりにくい

糠と胚芽を残して精製したのが玄米。食物繊維やビタミンB_1、ビタミンB_6などを豊富に含みます。

もち麦同様、**玄米も血糖値の上昇を緩やかにするため、細く小さな目の血管へのダメージを抑えられます。**また、ビタミンB_2によって目の細胞の新陳代謝がスムーズになる効果も。

ゆっくり食べて血糖値を抑える

玄米は噛みごたえがあるため、自然とゆっくり食べることに。時間をかけて食べると、血糖値の上昇が緩やかに。

＼ 期待できる目への効果 ／

緑内障　黄斑変性　糖尿病

そば

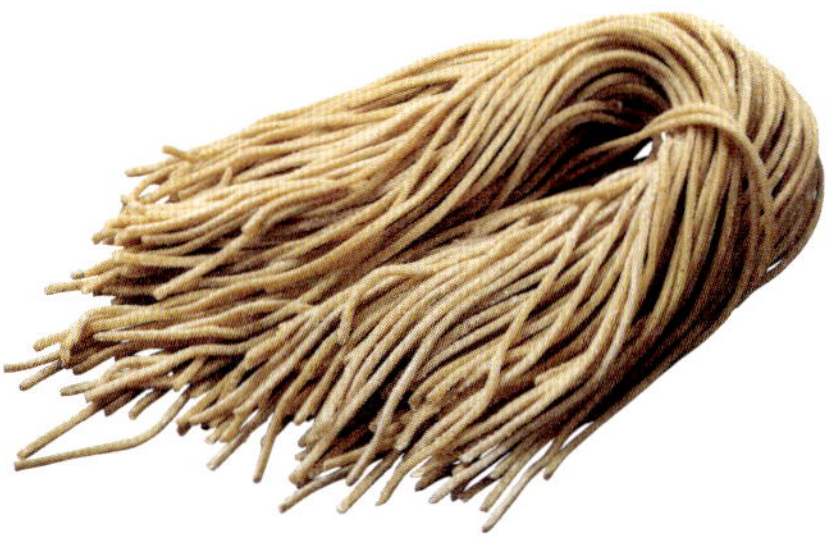

眼圧を下げる効果が期待できる

そばにはルチンという成分が含まれています。ルチンはポリフェノールの一種で、抗酸化作用があり、目の酸化を防ぎ、毛細血管を強化して血流を促進する働きがあります。また、**ルチンには神経を保護する働きがあり、眼圧を10%ほど下げたという研究結果**もあります。

そば湯を飲んでルチンを摂取

ルチンやビタミンB_1は水溶性のため、ゆでて流出してしまったぶんは、そば湯にして飲むと余さず摂取できます。

＼ 期待できる目への効果 ／

緑内障　血流改善　老化予防

納豆

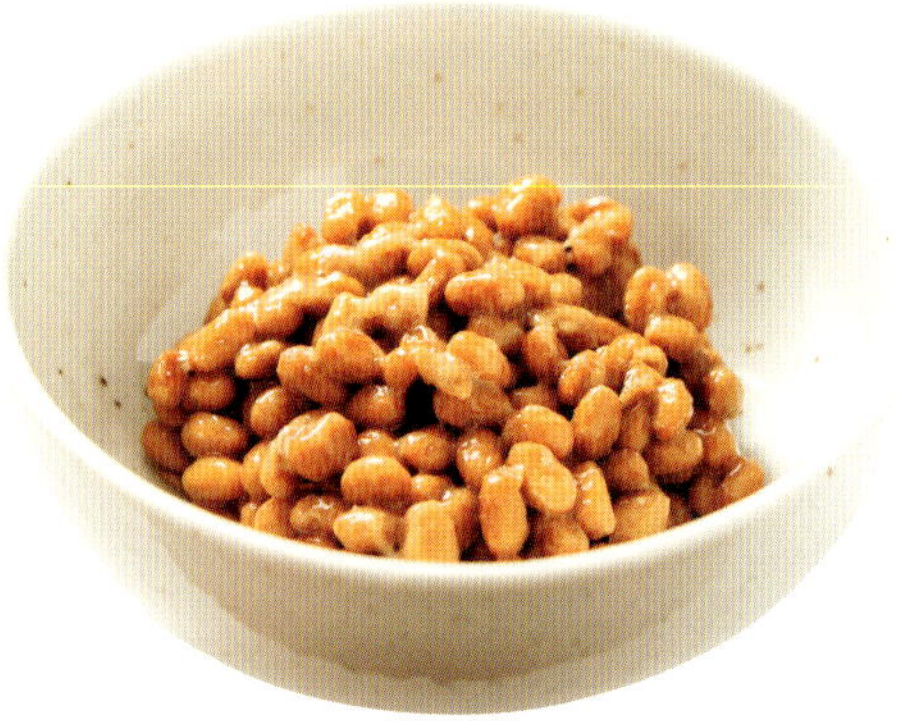

腸内環境を整えると目が健康に

ナットウキナーゼが腸内環境を整えることで、免疫機能が維持され、目の健康につながります。

ナットウキナーゼが血液をサラサラにする

納豆はたんぱく質が豊富なうえ、血液をサラサラにする効果があります。目の血管の詰まりを予防でき、視神経や網膜にも栄養が行き渡りやすくなるので、緑内障の予防にもつながるでしょう。

　また、納豆に含まれるナットウキナーゼは、**血流をスムーズにする働き**も。慢性的な炎症を抑える効果もあるため、ぶどう膜炎のような炎症性疾患の抑制が期待できます。

期待できる目への効果

- 緑内障
- 血流改善
- 視神経のケア

納豆は1日2パックまでにする

納豆に含まれる大豆イソフラボンは、1パック約35mg。**大豆イソフラボンの1日の摂取上限がだいたい70〜75mg**です。そのため、納豆は多くても1日2パックまでにしましょう。

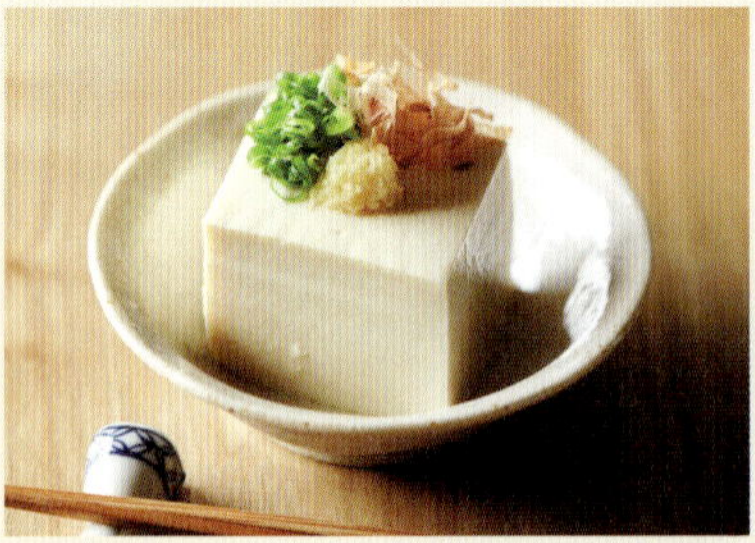

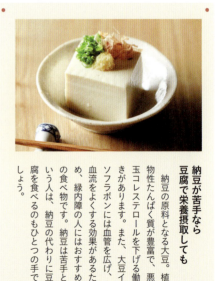

納豆が苦手なら豆腐で栄養摂取しても

　納豆の原料となる大豆。植物性たんぱく質が豊富で、悪玉コレステロールを下げる働きがあります。また、大豆イソフラボンには血管を広げ、血流をよくする効果があるため、緑内障の人にはおすすめの食べ物です。納豆は苦手という人は、納豆の代わりに豆腐を食べるのもひとつの手でしょう。

野菜
果実
肉・乳製品
魚介・海藻
穀物・豆
飲料

あずき

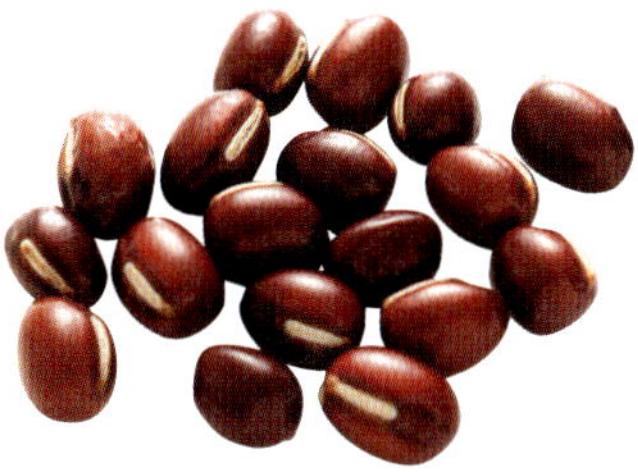

網膜細胞の血流をよくして視力回復効果を期待

あずきの皮の赤い色は、ポリフェノールの一種、アントシアニンによるもの。**アントシアニンは抗酸化作用がある**ほか、毛細血管を強化して血流を改善したり、網膜細胞の血流をよくする働きがあります。それによって、疲れ目の予防や視力の維持、回復効果が期待されます。

複数のビタミンB群が効果を発揮

ビタミンB群は複数を組み合わせるとより効果的。あずきは、もともと複数のビタミンB群を含む優秀食材です。

期待できる目への効果

- 疲れ目
- 視力維持
- 血流改善

ひよこ豆

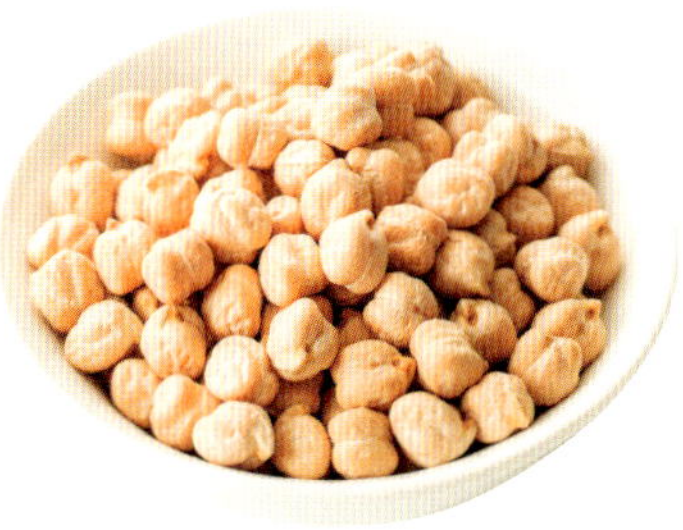

目の不調緩和や貧血対策にも

スープやカレーなどに使う、ひよこ豆。**たんぱく質やビタミンB群、ビタミンE、葉酸を豊富に含みます。**ビタミンEが末梢血管の血流をよくするため、疲れ目やドライアイなどの目の不調をやわらげる効果が期待されます。また、葉酸は貧血を予防する働きがあります。

サラダにすると栄養バランスアップ

ビタミンCを含む緑黄色野菜にひよこ豆をトッピングしてサラダにすると、栄養バランスがアップします。

期待できる目への効果

- ドライアイ
- 疲れ目
- 血流改善

緑茶

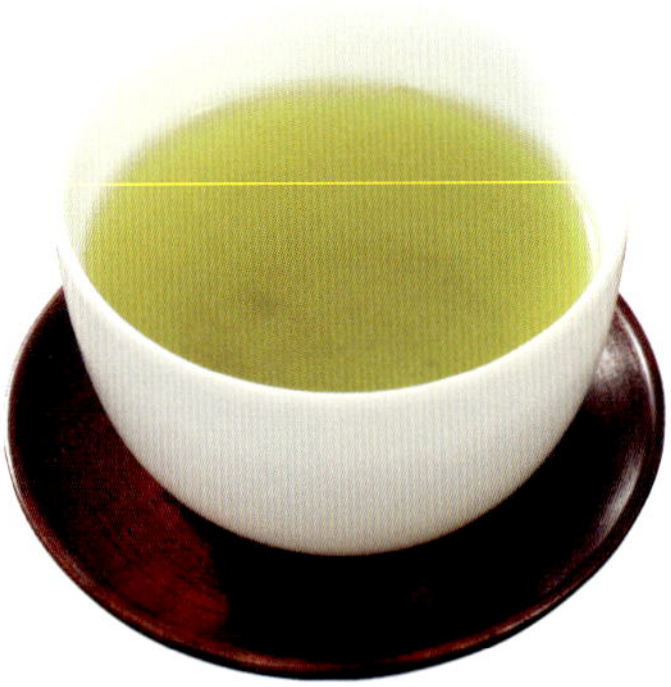

緑茶に含まれるテアニンが睡眠をサポート

緑茶に含まれるカテキン、ルチンには神経保護効果があります。とくにルチンは眼圧を10％下げたという研究も。また、緑茶に含まれる**テアニンはリラックス効果があり、睡眠の質を改善する**といわれています。緊張状態やストレスは眼病を悪化させるので、上手に活用しましょう。

抹茶も目の健康に役立つ

日光を避けて栽培される抹茶にも、カテキンが含まれています。そのほか、老化予防に役立つビタミンCも豊富。

＼期待できる目への効果／

視神経のケア　緑内障　ストレス緩和

コーヒー

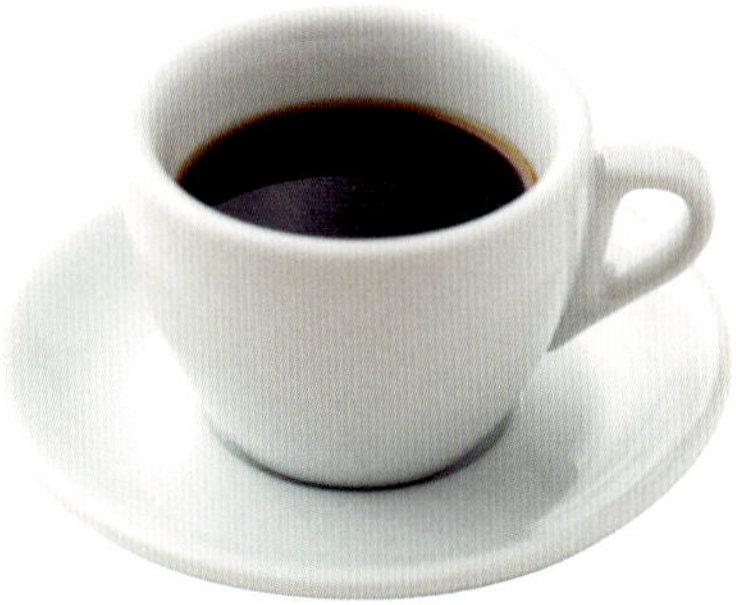

適度な量の摂取なら目の老化予防につながる

コーヒーには抗酸化作用があるポリフェノールが含まれています。**コーヒーを飲む人は、あまり飲まない人に比べて眼圧が0・1㎜Hg低い**というデータもあります。一方で、カフェインの摂りすぎは眼圧が上がるという研究も。**コーヒーは1日3杯以内をおすすめします。**

糖尿病の予防にも効果あり

コーヒーに含まれるポリフェノールはクロロゲン酸。老化予防のほか、糖尿病や脂肪を減らす効果も期待できます。

＼期待できる目への効果／

緑内障　老化予防　糖尿病

豆乳

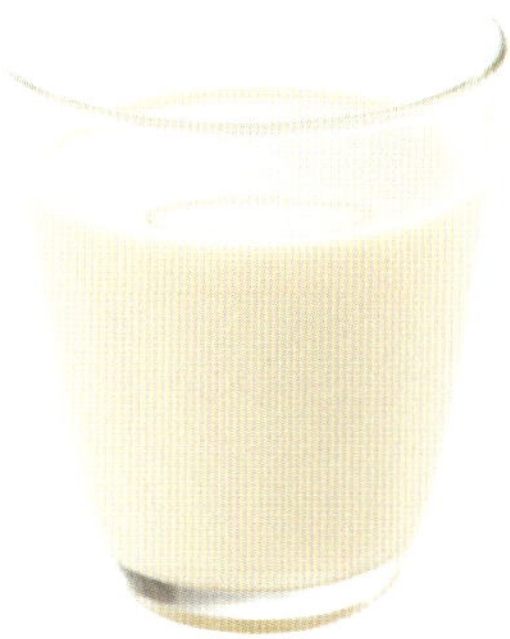

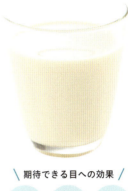

血液をサラサラにして目の血管のダメージを防ぐ

豆乳に含まれる**大豆イソフラボンには、血流改善効果があります。**緑内障や黄斑変性は血流が悪いと悪化しやすいので、それらを予防、改善する効果が期待できるでしょう。ただし、大豆イソフラボンは摂りすぎに注意が必要です。摂取量は1日70～75mg程度に抑えましょう。

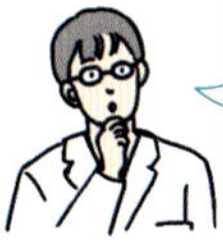

カフェラテに入れても

無糖カフェラテを飲むとき、牛乳の代わりに豆乳を入れたりしていますよ

期待できる目への効果

緑内障 / 黄斑変性 / 血流改善

赤ワイン

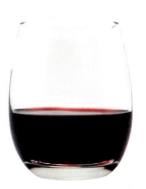

ポリフェノールが豊富で目の老化予防に役立つ

アントシアニンやレスベラトロールといったポリフェノールを豊富に含みます。アントシアニンは老化予防や視力の維持、網膜細胞の血流をよくする働きが期待できます。また、レスベラトロールは血管を拡張したり、神経を保護するため、目の健康を保つ効果が期待できます。

飲みすぎないように注意を

目によくても、アルコールの大量摂取は血管に負担を与えるのでNG。ワインはグラス1.5杯程度にしましょう。

期待できる目への効果

老化予防 / 視力維持 / 網膜のケア

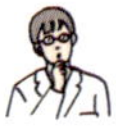

教えて！平松先生 3

Q 昼食はコンビニですませているんですが、目にはよくないですよね…。

A コンビニでも、選び方次第で目にいい食事は摂れますよ。

コンビニで食事をするときに注意していただきたいのは、**炭水化物メインにならない**こと。おにぎりや菓子パン、うどんやパスタなどの食事だと、手軽におなかはふくれますが、血糖値が急激に上がりやすく、野菜から摂る栄養素やたんぱく質が不足しがち。目の健康にはおすすめできません。コンビニにも、さば缶や焼き魚、ほうれん草のサラダなど目にいい食材はたくさんあるので、主食だけでなく、それらを一緒に摂ることで食事の内容がぐっとよくなりますよ。

ちなみに、おにぎりは食べ方も大切です。ポイントは、**温めずに食べること**。

炭水化物の場合、冷たい状態で摂取すると血糖値の上昇が比較的緩やかになります。一方で、温かい状態で食べると、血糖値が急激に上昇しがち。わざわざおにぎりを冷蔵庫で冷やす必要はありませんが、電子レンジなどで温めず、そのまま食べたほうがいいでしょう。とくに糖尿病や高血圧、血流と大きな関係がある緑内障の人は、温めずに食べることをおすすめします。

第4章

摂り方に気をつけたい食べ物

血糖値

血糖値が上がりやすい食べ物は摂り方や選び方に注意する。

目の健康のために気をつけたいのが、「炭水化物」の摂り方です。

炭水化物は、脳や体のエネルギー源になるため必要な栄養素のひとつですが、なかには血糖値が上がりやすいものがあります。**血糖値が急激に上がると血管に負担がかかりますが、目の血管は非常に細いため、大きなダメージを受ける**ことに。その結果、緑内障や加齢黄斑変性のリスクを高めたり、糖尿病網膜症など糖尿病由来の目のトラブルを悪化させるケースもあります。

また、空腹時にいきなり炭水化物を口にすることや、早食いは血糖値を急上昇させる原因に。炭水化物のなかでも、血糖値を急上昇させるものと、上昇が緩やかなものがあるので、同じ炭水化物でも血糖値が上がりにくい食べ物を選んだり、食べるタイミングに注意しましょう。

たとえばご飯の場合、精製された白米は血糖値が上がりやすくなります。できれば主食には、血糖値が上がりにくい大麦やもち麦、玄米などの雑穀米がおすすめ。噛みごたえがあるので、自然と食べるのがゆっくりになり、血糖値の上昇が緩やかになります。ただし、味にクセがあるので、完全に麦ごはんや雑穀米に切り替えるのは難しい人もいるかもしれません。その場合、白米に混ぜて食べるのでもいいでしょう。同様にパンの場合も、精製された小麦でつくる白いパンより全粒粉パンのような茶色いパンのほうが、目にはいいのです。

間食は、何を食べるかが重要です。洋菓子やスナック菓子は糖質や脂質が高く、血糖値が上がりやすいものが多いです。おすすめは、ナッツやりんご、バナナ、みかんなどの果物、ヨーグルトなど。また、チョコレートは、抗酸化作用があり比較的目にいい食べ物です。ただし、ミルクチョコレートは糖質や脂質が多いので避け、高カカオチョコレートを選ぶといいでしょう。

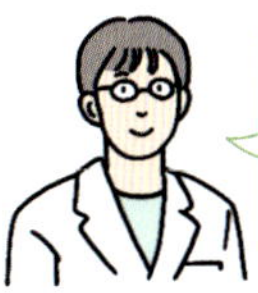

間食にナッツを食べることがありますが、おいしくて食べすぎることが……（笑）。目によくても食べすぎはダメなので、気をつけています

水分

水分補給は基本的に「水」で。ただし、ゴクゴク飲むのはNG

水分が足りなくなると、血液の流れが悪くなり、血管が詰まりやすくなります。また、ドライアイは水分不足が原因のひとつなので、目の健康を保つために、水分補給は重要なポイントです。

水分不足で気をつけなくてはならないのは、何をどのように補給するかということ。**目にとって一番いい飲み物は「水」**ですが、たとえ水であっても、ゴクゴク飲むのは避けてください。急に多量の水分を摂取すると、眼球の中の房水《ぼうすい》の量が増え、眼圧が上がってしまうからです。コップ1杯程度の水なら一度で飲んでしまって構いませんが、500mlのペットボトルなら1〜3時間かけて、ゆっくり飲みきるくらいのペースが目安。ただし、暑い夏場や体を動かして大量に汗をかいた後など脱水症状が見られる場合は、水分摂取を優先してください。

CHECK！

房水

角膜と水晶体の間を満たす液。水晶体や角膜などの組織に栄養を与え、老廃物を眼外に排出する。房水の量と流れによって眼圧が左右される。

また、目のために極力避けたい飲み物は、甘いジュースや清涼飲料水のような糖分の高い飲料です。吸収されやすく、急激に血糖値が上がるため、目の毛細血管がダメージを受けてしまうからです。目の健康のために、基本的に水分は水か無糖のお茶で摂りましょう。コーヒーは抗酸化作用があり目にいい効果を期待できますが、基本的にブラックコーヒーがおすすめ。砂糖や甘いシロップは避け、何か入れるとしても牛乳や豆乳を少し加えるくらいがいいでしょう。

ただし、カフェインは摂りすぎると眼圧が上がりやすくなるため、注意が必要です。とくに、1日3杯以上コーヒーを飲むと緑内障のリスクが上がるという報告もあるので、**コーヒーを飲むなら1日3杯以内**をおすすめします。

ちなみにアルコールは、目にあまり影響がない、あるいは少し眼圧が上がるのではという両方のデータがあります。いずれにしろ、大量のアルコールを摂取することは健康面からもおすすめできません。アルコールを飲むなら少量をたまに、が基本。目安としては、「週に3回、1日につき日本酒なら1合、ビールなら500㎖を1缶」程度にしましょう。

精製された炭水化物

成分のほとんどが糖質でできている

白米は約77%が、小麦は約73%が糖質。どちらも**摂取すると血糖値が急上昇し、血流が滞るため緑内障のリスクを高めます。**

食物繊維と一緒に摂ると血糖値の上昇が緩やかになるため、白米を玄米や雑穀米に変えたり、パン食の場合は、全粒粉パンに野菜サラダを添えるなどするといいでしょう。

摂り方のコツ

献立を工夫して上手に摂取

血糖値を急激に上げないように、白米に野菜たっぷりのおかずを合わせるなど、食べ方を工夫することも大切です。

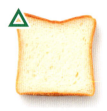

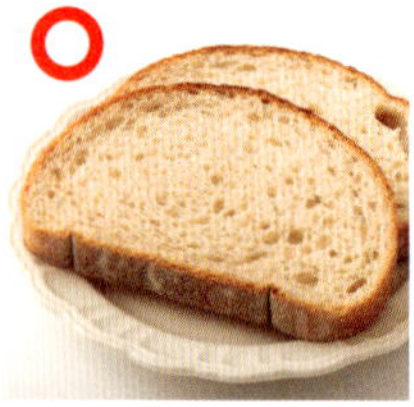

食パンより全粒粉パンを

砂糖

黒糖やはちみつを使って甘味をつける

上白糖の場合、約99%が糖質です。糖質はエネルギー源として欠かせない反面、**摂りすぎは血糖値上昇や肥満などを招きます。**間食や甘い飲み物も過剰摂取につながるので注意を。

砂糖は上白糖より黒糖やはちみつのほうが、糖質も低くおすすめ。とくに黒糖は、ビタミンB群の含有量が多く、栄養も豊富です。

注意

清涼飲料水は極力飲まない

水代わりに清涼飲料水を飲んでしまう人がいます。短期、少量ならあまり心配はありませんが、頻繁に飲むのは避けましょう。

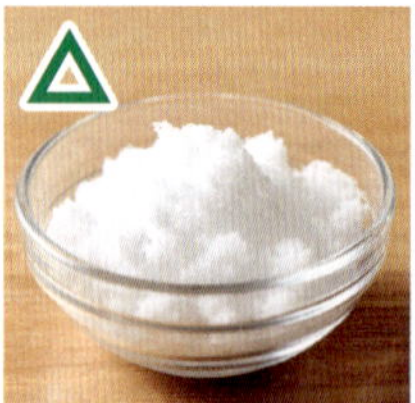

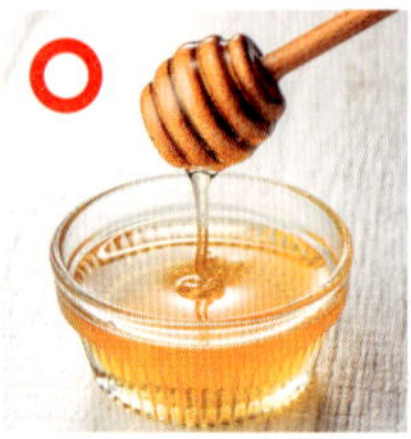

はちみつなどにチェンジ！

※乳児ボツリヌス症を発症する恐れがあるので、はちみつは1歳未満の乳児には与えないでください。

ファストフード

高脂質、高カロリーで肥満の原因にも

ファストフードには脂質が多く含まれ、高カロリー。**血管に悪影響を与えたり、目の疾患を招く糖尿病や肥満の原因**になります。また、野菜不足にも陥りがちに。目や体の健康のためには、日頃から栄養バランスのよい食事を摂ることが大切です。頻繁にファストフードで食事をすませるようなことはやめましょう。

注意

質のよくない脂は避ける

ファストフードにはトランス脂肪酸という脂質が含まれていることがあり、体の炎症を引き起こす原因にも。

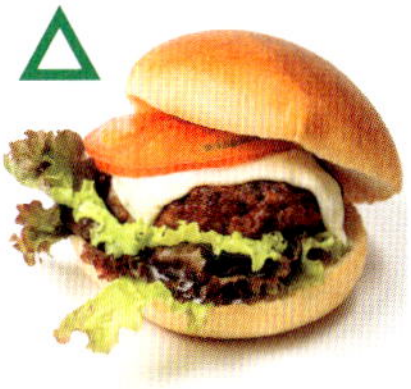

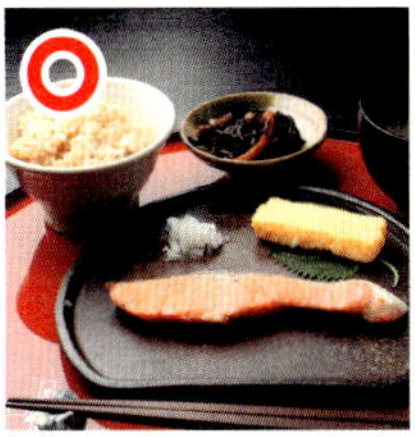

ファストフードより魚定食がおすすめ

肉の焦げ

体内の老化を加速させてしまう

肉の焦げなどに含まれるAGEs（エージーイーズ）とは、たんぱく質や脂質に糖分が加わってできる物質。肉類や菓子類などの調理中に形成されやすいことがわかっています。炎症の誘発や酸化の促進など体内に悪影響を与えるといわれ、**蓄積すると老化が進み、白内障や網膜症のリスクもある**ので注意を。

摂り方のコツ

調理は「煮る」「ゆでる」

肉などは焦げが生じやすい「焼く」調理より、「煮る」「蒸す」「ゆでる」などの調理法がおすすめです。

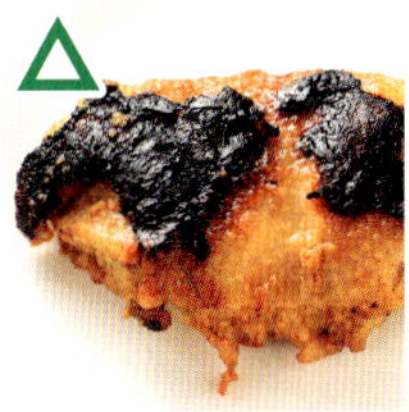

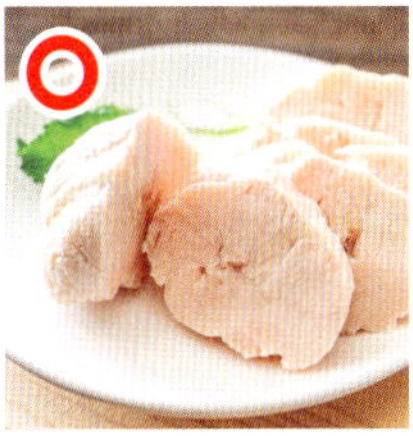

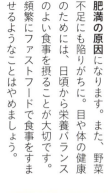

肉は焼くよりゆでるがベター

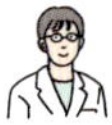

教えて！平松先生 4

Q 疲れたときに エナジードリンクをよく飲みますが、疲れ目にも効きますか？

A 疲れ目には効果なし。基本的に常飲はおすすめしません。

エナジードリンクは、シャキッとしたいときや疲れたときに飲むため、疲れ目に効果があるような感じがするかもしれません。ですが、疲れ目にもっとも効果的なのは、目を休めること。エナジードリンクに、疲れ目解消効果はありません。むしろ目のためには、できれば避けたい飲み物です。

おすすめしない理由は、おもに２つ。ひとつは、エナジードリンクに含まれるカフェインです。カフェイン自体は悪くはないのですが、摂りすぎには注意が必要です（Ｐ86「コーヒー」参照）。エナジードリンクはカフェインの含有量が比較的多いため、摂りすぎにつながる恐れがあります。

そしてもうひとつが、血糖値の問題です。エナジードリンクは糖分が多く、血糖値が急激に上がりがち。カフェインや糖分の影響でやる気やエネルギーがアップする反面、目にはあまりいい影響を与えないのです。

エナジードリンクはできるだけ飲まないことをおすすめしますが、飲むとしてもごくたまに。どんなに多くても、１週間に１回以下を目安にして、常飲はやめましょう。

第5章

食べ物以外のいいこと・悪いこと

習慣

手元を見る時間を減らし、できるだけ遠くを見る時間を増やす。

太古の昔、人々は狩りや採集のため、ほとんどの時間遠くを見て過ごしていました。しかし、文明が発達した現代の暮らしはそれとは正反対で、近くのものを見る時間が圧倒的に多くなっています。とくにここ数十年の間、デジタルデバイスの普及によって、近くを見る時間が急激に増えました。その結果、アジア人に多いといわれていた近視の人が、世界中で増加しています。

目と対象物の距離が近いほど、目の毛様体筋には負担がかかります。そのため、現代人の目には、**遠くを見る時間を意識的につくること**が大切です。ひとつの方法が、外出の機会を増やすこと。外に出ると自然と遠くを見る時間が増えますし、同じ運動をするにしても、目の前のモニターを見ながらジムで走るより、公園や遊歩道などで遠くを見ながら屋外を走るほうが目には有効なのです。

また、**遠くと近くを交互に見るトレーニング**もおすすめです。

①ペンを手に持ち、目から約30㎝離して、10秒間ピントを合わせる
②何でも構わないので、2m以上先のものに10秒間ピントを合わせる

これを交互に計10回、繰り返します。1日1セット、目が疲れたと感じたときに行うと効果的。ペンの代わりに指を立てて行ってもOKです。こうすることで、手元を見続けて収縮しっぱなしの毛様体筋をほぐす効果があります。

ちなみに、テレビを観るのと読書だとどちらのほうが目に悪いと思いますか？明るい画面を長時間観続けるテレビのほうが、なんとなく目に悪いように感じるのではないでしょうか。実は逆で、読書のほうが近視を招くリスクは高いです。

その理由は、対象物が大きいほど目から遠ざかり、目に負担がかかりにくくなるから。**近くの本を読むより遠くのテレビを観るほうが、目にはやさしい**のです。同じ動画を観るにしても、スマホよりタブレット、タブレットよりパソコン、テレビと、できるだけ画面が大きいデバイスを選ぶほうが目にはいいでしょう。

CHECK！
毛様体筋トレーニング

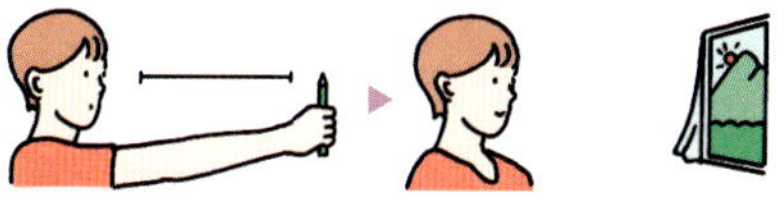

①目からペンを30㎝離し、10秒間ピントを合わせる
②遠くのものに10秒間ピントを合わせる
これを計10回！

老眼

スマホの長時間使用を避け、目的に合った老眼鏡をつくる。

一般に、40代頃から老眼になる人が増えてきます。40代で老眼とは早いような気がするかもしれませんが、目の働きがもっともよいピークの年齢は10代後半。気づかないだけで若いときから少しずつ老眼は進んでおり、自覚する人が増えてくるのがだいたい40代、というのが実際のところです。

40代の場合、対象物にはっきりピントが合う近点（P14）は約30㎝。これは読書の際の目と本の距離です。これ以上近点が遠くなる、つまり本や書類を離さないとピントが合わなくなったら老眼鏡が必要でしょう。ただし、老眼の初期症状には波があります。突然ピントが合いにくくなるというよりも、**「目が疲れやすい」「夕方になると目が疲れて見えにくくなる」「なんとなく集中して読めない」など目の不調を感じる**ようになったら、老眼を疑ってください。

また、多くの人が誤解しているのが、「老眼鏡を使うと老眼が進みやすい」ということ。これは全くの誤解で、見えづらさを放置していることで目が酷使され、老眼が進んだり、眼精疲労を招くケースも多々あります。そのため、老眼の症状が現れたら、速やかに老眼鏡をつくることをおすすめします。ただし、100円均一ショップの老眼鏡など自分の度数に合っていないものを使うと、目に負担がかかり、かえって老眼が進むことに。老眼鏡は、眼鏡店でつくりましょう。

また、実際に老眼鏡をつくるときに気をつけてほしいことがあります。眼鏡店に行くと、とくに要望がなければ30㎝の距離にピントが合うようレンズ度数を合わせてくれることが多いのですが、これは読書時のピント距離。スマホを頻繁に見る人なら20㎝、仕事で長時間パソコンを使う人なら40〜50㎝の距離にピントを合わせないと、老眼鏡をかけても見えづらくなります。仕事でパソコンをよく使う人なら、30〜50㎝にピントが合う中近両用のレンズにするなど、自分のライフスタイルに合った老眼鏡を作ってもらいましょう。

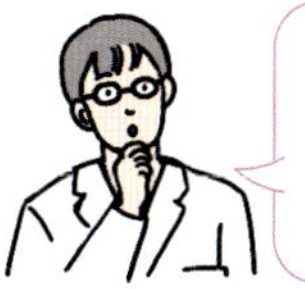

平松先生の老眼対策

見えにくいと感じたとき、すぐに老眼鏡をつくりました。細かい作業時に使っています

紫外線

サングラスや帽子、日焼け止めで紫外線を完全にブロック！

目も肌と同様、**紫外線**を浴びるとシミができ、白目の部分が黄色や茶色っぽくなることがあります。また、紫外線が原因で白目にしわができる「結膜弛緩症《けつまくしかんしょう》」になると、充血や目がゴロゴロするなどの違和感、本来涙がたまる場所にしわができるために、目から涙があふれやすくなるなどの症状が現れます。

2023年、「IOVS」に掲載された論文では、紫外線と「落屑《らくせつ》緑内障」との関連性が報告されています。

「落屑緑内障」とは、緑内障と同じく徐々に視野が欠けてしまう病気。眼球の中にゴミのようなもの（落屑物質）が排出され、眼球の排水溝にあたる部分にたまってしまい眼圧が上がるのが原因です。ただし、落屑緑内障が通常の緑内障と決定的に違うのは、眼圧が急激に上昇したり、突然視野が狭くなるケースがあること。

CHECK！

紫外線の目への影響

目は、光を通して物を見るため水晶体（P８）が透明になっており、紫外線を通しやすいという特性がある。

緑内障は緩やかに視野が欠けていくのに対して、落屑緑内障の場合10〜20㎜Hgだった眼圧が突然30〜40㎜Hgまで上昇し、1〜2カ月の間に急激に視野が悪くなることもありうるのです。

前述の論文では、49万8751人のヨーロッパ人を対象に紫外線対策を行ったところ、落屑緑内障のリスクが約53％減少したと報告されています。驚きなのが、**サングラスなど物理的に紫外線を防ぐものだけではなく、日焼け止めも目に有効**であったということ。皮膚に塗る日焼け止めが、目の病気を予防するというのも不思議な話ですよね。論文では、紫外線を体に浴びることで生じる酸化ストレスが目の毛様体上皮細胞にダメージを与え、それが原因で落屑物質が作られるためではないかという仮説を立てています。

紫外線の強い夏場はとくに、**サングラスやツバが広い帽子、日傘などを利用し、さらに日焼け止めを塗って外出すること**。また、**抗酸化作用のある食べ物を摂ることで、紫外線による酸化ストレスから目を守る**ことが重要になります。

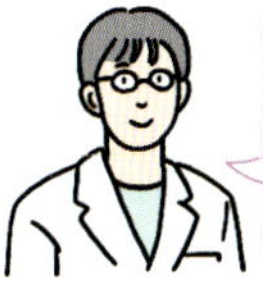

平松先生の紫外線対策

近視用眼鏡のレンズは紫外線カット加工のもの。夏は日傘も使っていますよ

運動

息が少し切れるくらいの有酸素運動を30分×週3回行う。

ウォーキングやジョギングなど、糖質や脂質をエネルギー源にして、体内に酸素を取り入れながら筋肉を動かす有酸素運動は、目の健康に役立ちます。実際に緑内障患者を対象とした研究では、**ウォーキングをすると眼圧が2・43㎜Hg、ジョギングが3・85㎜Hg、ランニングは4・0㎜Hg低下**したという結果が報告されており、有酸素運動が緑内障悪化のリスクを下げる効果が期待できます。

緑内障は、眼圧の上昇によって視神経がダメージを受け、視野が欠けてしまう病気ですが、症状を悪化させる原因のひとつが血流の悪さです。血流が悪いと十分な酸素や栄養を目に届けられず、ダメージを受けた細胞を再生させることができません。有酸素運動は血流を改善し、体内に取り入れた酸素を血液を介して全身の隅々まで送り届ける効果があるため、緑内障のリスク低下につながるという

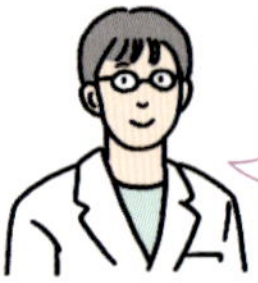

平松先生の運動習慣

運動は週３回以上。散歩など積極的に歩くことも心掛けていますよ

わけです。

2023年に発表された、10万人以上を対象に緑内障と運動の関係を研究した論文では「運動は神経の厚みに影響する」と報告されています。つまりは、**緑内障になってしまっても、運動が症状の悪化を食い止める可能性がある**ということ。緑内障は、ダメージを受けることで視神経が減少し、視神経の層が薄くなったぶんだけ視野が欠けてしまいます。ですが、運動をして視神経を厚く保っておくと、少々ダメージを受けても視神経の層が薄くなりにくく、緑内障の悪化を食い止められる可能性があるということです。

また、目の健康に役立つ運動ですが、ハードすぎるとかえって逆効果の場合も。有酸素運動は、適度な強度で行うことが大切です。適度というのは、「少し息が切れながらでも、人と会話をしながらウォーキングやジョギングができる」くらいの強度が目安。そのような有酸素運動をできれば**1回につき30分、週3回程度の頻度で行う**ことをおすすめします。

睡眠

睡眠時間は6〜9時間を確保。就寝時は、光を目に入れない。

睡眠不足で目が充血した経験はありませんか？ これは、疲労を回復させようと目に酸素や栄養を運ぶ働きが高まり、目の血管が拡張して起きる症状。自ら目にダメージを与えてしまっている証拠でもあります。**睡眠を軽視したライフスタイルでは、「一生使える目」を維持することはできません。**

睡眠時間が1時間短いと、目を使う時間も1時間長くなります。長く起きていた時間ぶん腕や脚など体の一部を酷使することはまずないでしょうが、目だけは違います。多くの人は、寝る寸前までスマホやテレビ、読書などで目を使っており、就寝中が唯一、目を休ませられる時間。起きている時間が長くなればなるほど目は酷使され、ダメージが蓄積されてしまいます。

肌の場合、表皮という層の一番下にある基《き》底《てい》層《そう》で新しい皮膚細胞が作られ、そ

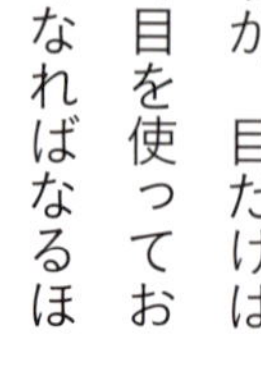

平松先生の睡眠対策

睡眠時間はアプリで管理。寝室も暗くして、熟睡できる環境をつくっています

れがどんどん表面に押し上げられて、最後は垢や角質としてはがれ落ちていきます。このサイクルをターンオーバーといいますが、肌と同様、目の細胞も、新しい細胞が生まれてははがれ落ちるターンオーバーを繰り返しています。寝起きに出る**目やに**はまさに、はがれ落ちた目の細胞の残骸。起床時に少量ついている程度なら問題ありませんが、睡眠不足で目を酷使する日々を送っているとターンオーバーがうまくいかなくなり、ベトッとした目やにが出るなどします。

個人差はありますが、**睡眠時間は最低でも6時間以上、9時間確保できれば理想的**。ただし、「6時間未満、9時間以上の睡眠は緑内障になりやすい」ともいわれているので寝すぎも禁物です。寝るときは、眼圧が上がってしまう**うつ伏せ寝を避け、仰向けの姿勢で眠る**ようにしましょう。

また、就寝時は、**直接光が目に入らない環境にする**ことも重要です。豆電球くらいの電気をつけて寝るだけでも、疲れを感じたり目が充血するということもあるので、就寝時は足元に小さな間接照明をつける程度にしましょう。

CHECK！

目やに

目の古い細胞は、通常7〜10日程度のサイクルで新しい細胞に入れ替わる。目やには、このときはがれ落ちた古い細胞。

スマホ

現代人にとっての必須ツール スマホの使い方、3つの注意。

スマホで目が悪くなる最大の理由は、目との距離が近いこと。通常、目とスマホの間は20㎝ほどしか離れておらず、スマホを日常的に使用している人は26％近視になりやすいという研究結果もあります。

また、発光体を長時間見続けることも目にはリスクです。太陽や蛍光灯の光を凝視できる人はいませんが、スマホならまぶしい光を長時間でも見続けてしまいがち。目から30㎝の距離で30分、スマホで映画を観続けると、眼圧が13・7㎜Hgから15・3㎜Hgに上昇したというデータもあり、**スマホは近視や緑内障、ドライアイなどの原因になる**といえます。そのほか、「スマホ老眼」（P15）や「**スマホ斜視**」という症状が現れる人もいるので、スマホの使い方には注意が必要です。

目を守るため、スマホを使うときは以下の3点を心掛けてください。

CHECK！

スマホ斜視

スマホを見るとき、長時間「寄り目」の状態になり、目が内側に固定されてしまって戻りにくくなる状態。ものが2つに見えるなどの症状も。

①暗い場所や体が揺れた状態でスマホを使わない

暗い場所だと、自然と目にスマホを近づけてしまいがち。暗い場所でスマホを見ると、眼圧が約3・1㎜Hg上昇したというデータもあります。就寝前など暗い部屋でスマホを見るのはやめましょう。また、電車の中や歩きスマホなど、体が揺れた状態でスマホを見ると、目に負担がかかります。そういった状況でスマホを使うなら、音楽やラジオを聴くなど、音声メインでの使用をおすすめします。

②スマホは目線より下に持つ

スマホを4時間使っている人のうち、約7割にドライアイの症状があるといわれています。とくに上目遣いでものを見るときは、約2倍ほど目を見開く状態になり、目が乾きやすくなります。寝転がってスマホを見ると自然と上目遣いになりがちなので、「寝ながらスマホ」は避けましょう。

③連続してスマホを見る時間は、30〜60分以内にする

長時間スマホを使うと眼圧が上がる一方、5分目を休めたら元に戻ったという研究も。スマホの使用時は30分、長くても1時間に1回は目を休ませてください。

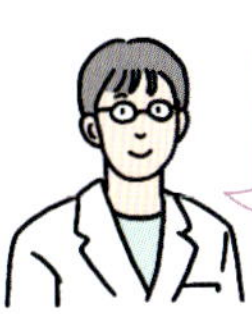

平松先生のスマホ対策

夜起きているときなど、ついついスマホを見続けないよう気をつけています

温活

「ホットアイ」と「パームアイ」で目を温めて、疲れを解消。

目が疲れているとき、スッキリしようと冷たいタオルなどで冷やしたことはありませんか？　でも、目を冷やしたほうがいいのは、目が腫れたときや目がかゆいとき。患部が炎症を起こしているので、冷やして炎症を鎮めるのが正しい対処法です。一方、目が疲れているときは目の血流が悪くなっているので、冷やすのは逆効果。血流がますます滞ってしまいます。疲れ目には、冷やすのではなく反対に目を温めて血行を促すほうが、疲労回復効果を感じられます。

目を温める方法について、２つの方法をご紹介しましょう。

①温かいタオルで目を温める「ホットアイ」

タオルを軽くぬらし、水滴が垂れない程度に手で絞ったら、電子レンジで温めます。手で持てないほどではなく、かといってぬるすぎない熱さ、６００Ｗで約

40秒温めるのが目安。温めたタオルを両目を覆うくらいのサイズに折りたたみ、目を閉じてまぶたの上にのせたら、そのまま1〜5分ほどじっとして過ごしましょう。電子レンジで温めるのが面倒というときは、入浴時バスタブに浸かりながら、お湯でぬらしたタオルをまぶたの上にのせるという方法でも構いません。

②手で目を温める「パームアイ」

両手を10回ほどこすり合わせて温めたら、水をすくうときのように手をカップ状にします。そのカップで目を覆うようにして、30秒〜1分ほどキープ。まぶたの周辺で、手の温かみをほんのり感じられるでしょう。

どちらも簡単に目を温めることができ、目を休ませられるのもメリットです。ただし、目が腫れや炎症を起こしているときや、目の手術をした後などは行わないようにしてください。

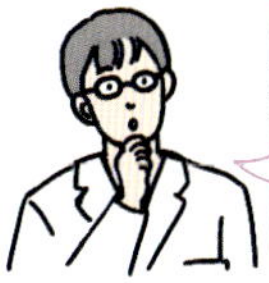

平松先生の温活

目が疲れたら、ホットアイをしています。気持ちよくてリラックスしますよ〜

マッサージ

疲れ目は、眼球を直接押さずにまぶたをやさしくマッサージ。

目が疲れたとき、無意識にまぶたの上を指で押し、目をもみほぐす。そんな経験がある人は、少なくないのではないでしょうか？

目のことを考えると、眼球を押したりもんだりすることは決しておすすめできません。目はとても繊細な臓器なので、圧迫などの物理的な刺激を与えると大きなダメージを受けてしまうからです。網膜剥離や角膜が変形する円錐《えんすい》角膜など深刻な目の病気を招いたり、眼圧が上がって緑内障を悪化させる可能性も。また、**眼球心臓反射**といって、眼球を圧迫することで心拍数が低下するケースもあるので、目を押したりもんだりするのは、実はとても危険なのです。目が疲れたときは１１０～１１１ページで紹介したような「ホットアイ」や「パームアイ」で目を温めるほうが、目を傷つけることなく疲労を回復できるでしょう。

ただし、**眼球を圧迫するのではなく、目を温めながらまぶたの周辺をやさしく**

CHECK !

眼球心臓反射

目を押すことで眼球付近の三叉《さんさ》神経が刺激され、迷走神経に影響が出て、心拍数が下がる。

マッサージするのは効果的です。まつ毛の生え際よりやや内側には、油分を分泌する「マイボーム腺」という器官があります。ドライアイの人はとくに、マイボーム腺が詰まって油が出にくい状態のことが多いので、まぶたの周りをやさしくマッサージして油の分泌を促すことで、症状の改善が期待できるでしょう。

①目を閉じて人差し指を左右の上まぶたの外側の際にあて、上から下に向かって10回、力を入れずにやさしくなでる。

②下まぶたの外側の際に指をあて、下から上に向かって10回やさしくなでる。

③目を閉じて人差し指を左右の上まぶたの上辺にあて、目頭から目尻にかけてやさしくなでる。下まぶたも同様に行う。

④目を閉じて両手の親指と人差し指で上下のまぶたをそっとつまみ、それぞれ10回ずつ、そっと引き上げる。下まぶたも同様に行う。

くれぐれも眼球を押したりもんだりせず、目を閉じてまぶたを「やさしくなでる」ことを心掛けて行いましょう。

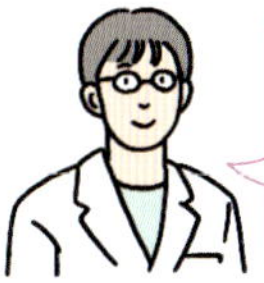

平松先生の目のケア

無意識に目をもんだりしないよう、日頃から注意しています

NG行為

目を悪くする可能性大。やってはいけない3つの行為。

ここで、日常生活で行ってしまいがちだけれど、目にとっては悪い行為をまとめてご紹介しておきましょう。

まずひとつは「目をかく、こする」という行為。何度もいいますが、目は非常に繊細でもろい組織です。それなのに目がかゆいときや朝起きた瞬間に、無意識に目をかいたり、こすってしまう人は少なくありません。目をかくたびに眼球はぐにゃぐにゃ歪んだり、ダメージを受けて最悪の場合は網膜剥離や白内障になってしまうこともあります。網膜剥離はその名の通り、眼球の内側に張り巡らされている網膜がはがれてしまう病気で、軽症の場合はレーザー治療、進行すれば手術が必要になるので、**目をかいたり、こするのは今すぐにやめてください。**

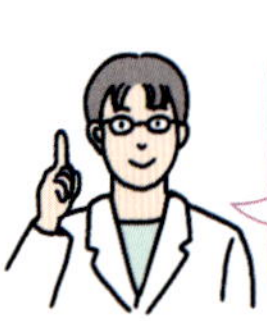

平松先生の目のケア

目がかゆいときは冷やしたり、アレルギー点眼薬を使うようにしています第二に「眼帯をする」という行為です。医師の処方によって眼帯をするぶんには問題ありませんが、目に異物感を感じたり目が充血しているからと、自己判断で眼帯をする人がいます。目的は目を保護することなのでしょう。ですが、脚にギプスをして過ごした後、筋肉が激減して脚が細くなるように、眼帯をして一定期間過ごすと脳は「こちらの目は必要ないんだ」と解釈して視力がガクンと落ちることがあるのです。**眼帯は自分の判断で勝手に装着しないことが鉄則**です。

最後に「目を洗う」という行為です。確かに洗眼液で目を洗うとスッキリしますが、同時に涙に含まれる油分やムチンといった必要な成分も洗い流されてしまいます。絶対にやってはいけないわけではありませんが、目にゴミなどが入ったとき以外は、**あまり頻繁に目を洗うことはおすすめできません**。また、カップがついている洗眼液がありますが、よほどしっかり消毒しない限り、カップには細菌がたくさん繁殖しているはず。細菌が含まれた液体が目にいいはずはありませんので、カップは清潔に保つことが大切です。

サングラス

紫外線カット機能を重視。眼鏡店で購入するのが安心。

102ページでも触れたように、外出時にサングラスをかけることは目のトラブルを避けるために有効な方法。とはいえ、どんなサングラスでも、かければいいというわけではありません。

黒、茶色、ブルーなど、サングラスにはさまざまな色のレンズがあります、このうち、もっとも紫外線から目を守るのは何色のレンズだと思いますか？　患者さんと話していると、レンズの色が濃いほど紫外線をカットする効果が高いと思っている方が多いようです。ですが実際は、**レンズの色と紫外線の透過率は無関係**。真っ黒なサングラスでも紫外線を通しやすいものもあれば、逆に透明なレンズの眼鏡でも、紫外線をしっかりカットしてくれるものもあります。サングラスには紫外線カット率が明記されているので、購入するときは「紫外線カット率」

が高い、あるいは「紫外線透過率」が低いものを選びましょう。ちなみに、100円均一ショップや雑貨店などで売っているサングラスには、紫外線カット加工が施されていないものもあります。そのようなサングラスには、目の保護効果はないと考えてください。

サングラスの紫外線カット機能は、眼鏡店で購入したものであれば、まず問題はありません。そうでない場合は、加工方法によって数年で効果が落ちてしまうものもあるので、レンズの紫外線カット率を定期的に眼鏡店でチェックしてもらうといいでしょう。

コンタクトレンズの場合、紫外線カット加工がされているものも多いですが、レンズで覆われているのは黒目だけ。白目の部分は、直接紫外線を受けてしまいます。紫外線カット加工のコンタクトレンズを装着していても、サングラスをかけて目全体を保護するほうが安心です。

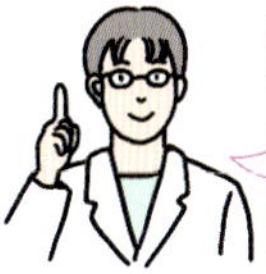

平松先生の紫外線ケア

サングラスの代わりに、紫外線カット率が高いレンズの眼鏡を常にかけていますよ！

目薬

正しくささないと効果は半減！目薬をさしたら1分、目を閉じる。

この本を手に取ったということは、目にトラブルを抱えていたり、目への意識が高い方だと思います。実際に点眼治療をしているかもしれません。ですが、残念ながら正しく目薬をさせている人はあまり多くない、というのが実情です。

たとえば、目薬を一度に2滴も3滴もさす人がいます。点眼後、まばたきを繰り返す人も……。目薬は1滴で十分効果がありますし、まばたきをすると涙が分泌されて目薬の成分が薄まるうえ、涙と一緒に流れてしまいます。目薬をさしても効果が少ないともったいないので、正しい目薬のさし方を覚えておきましょう。

正しい目薬のさし方は、次の通りです。

①感染症を防ぐために、せっけんを使って手をよく洗う。

②下まぶたを指で軽く引いて上を向き、目薬を1滴さす。

③まぶたを軽く閉じ、人差し指で目頭を1分間ほど押さえる。
④目から目薬があふれたときは、清潔なティッシュペーパーなどでふき取る。

②のとき、下まぶたに容器をくっつけてしまう人がいますが、雑菌がついて感染症になることがあるので必ず目から離してください。目薬をさした後、③のように目頭を押さえることで、目薬の成分が眼球に浸透します。

また、古い目薬は雑菌が繁殖している可能性があるため、処方薬は最長でも1カ月で使い切るのが基本。市販薬の場合、2〜3カ月もつものもありますが、せいぜい2カ月くらいが限界と考えてください。

目薬は目が不調のときにさすものと思われがちですが、そんなことはありません。おすすめは、起床直後の点眼です。まばたきをしない睡眠中は、涙の分泌量が少なくなるため、意外にも目は起き抜けが一番乾燥しています。その状態で無理に目を開けると、角膜などを傷つけることも。枕元に目薬を置いておき、起床してすぐ目薬をさす習慣をつけるといいでしょう。

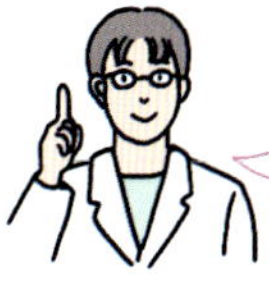

平松先生の目薬使用法

朝、晩のほか外来や手術の前などに目薬をさして、目をスッキリさせています

NG条件

「3つのコン」対策で、ドライアイの悪化を防ぐ。

ドライアイには、現代生活には欠かせない「3つのコン」が大きな影響を及ぼします。3つのコンとは、ずばり①**「エアコン」**②**「コンタクトレンズ」**③**「コンピューター」**です。

まずは①**「エアコン」**の悪影響について。エアコンからの風を直接体に受ける環境では、涙が蒸発しやすくなります。とくに冬場は、ただでさえ空気が乾燥しがち。そのうえエアコンで室内を乾燥させると、ドライアイは悪化する一方です。

②**「コンタクトレンズ」**を装着すると、目の涙の膜をコンタクトレンズの外側と内側の、2つの層に分けてしまいます。本来よりも薄くなった涙の層はより不安定になり、目の表面に涙がとどまりにくく、目が乾きやすい状態に。また、ハードコンタクトレンズは水分を吸収しませんが、ソフトコンタクトレンズは水をど

んどん吸収するので、それもドライアイの一因になります。

また、パソコンやスマホ、ゲーム機など③**「コンピューター」**の画面をじっと見ていると、無意識にまばたきの回数が減ってしまいます。そうすると十分な量の涙が目に行き渡らなくなるため、長時間のパソコン作業でドライアイが悪化してしまいます。この「3つのコン」の条件がそろってしまうと、治療用の目薬をさしても、ドライアイの改善は望めません。

①「エアコン」を使うときは必ず加湿器をセットで使い、乾燥を防ぎましょう。また、エアコンの風が直接目や体にあたらないように、送風方向を調節することも忘れずに。**②「コンタクトレンズ」は、装着時間を短くすることが大切**です。外出直前に装着し、帰宅したらすぐに外すこと、基本的に自宅では眼鏡で過ごすことなどを習慣づけましょう。**③「コンピューター」に関しては、使用中意識的にまばたきをする**ことを心掛けてください。1時間に1度はコンピューターから目を離し、遠くを見て目を休ませることも効果的です。

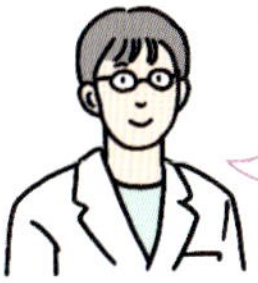

平松先生の3コン対策

エアコンをつけるときは、加湿器も併用。パソコンも休み休み使っています

アイメイク

アイラインは引く場所に注意し、目の際のメイクはしっかり落とす。

アイメイクは、その人の印象を左右する重要なものだと思います。ただし、メイクの仕方によっては、目に悪影響を与えてしまうことがあります。

上下のまつ毛の生え際の少し奥には、マイボーム腺という油を分泌する器官があります。まつ毛の際ギリギリにアイラインを引くと、この油の出入り口がふさがれてしまうことに。すると、油不足で目に涙が定着しづらくなり、ドライアイや疲れ目、目の異物感、目やにがたまりやすいなどといった症状が生じます。**アイラインはまつ毛の生え際より少し上に引く**ようにしましょう。

また、**アイメイクは目の際まできちんと落とす**ようにしてください。メイクが残っていると、**デモデックス**というまつ毛のダニが発生し、メイク用品の成分を栄養に繁殖してしまうことがあります。顔全体を洗顔するだけでなく、アイメイクリムーバーや綿棒などを使って、目の際のメイクもきれいに落としましょう。

CHECK！

デモデックス

目の際をきれいにしていないと、メイクをしていなくても発生する。綿棒の先をお湯でぬらしてふき取るなどして、清潔に保つことが大切。

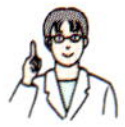

教えて！平松先生 5

Q 運動なら、どんなものでも目にいいですか？

A 「筋トレ」「ヨガ」には、少し注意が必要です。

有酸素運動が目にいいことはお伝えした通りですが、やりすぎは禁物。毎日90分以上走るなどのハードな運動は、活性酸素が過剰に発生し、老化を早めることがわかっています。また、診療の現場においても、日常的に激しい運動をしている患者さんは、緑内障の治療で期待したような効果が出にくい（治療抵抗性）印象もあります。たとえ目にいい有酸素運動でも、30分×週3回を目安に行いましょう。

注意したいのが、無酸素運動である筋力トレーニングです。**ハードな筋トレは眼圧を上げるリスクがあり、とくに息を止めた状態だと眼圧が40mmHg以上になる**というデータも。筋トレをするときは息を止めないように注意し、激しい筋トレは避けるようにしましょう。

また、ヨガの呼吸法は眼圧を下げる効果が期待でき、その点では目にいいといえるのですが、気をつけたいのが頭を下にするポーズです。**頭を下にすると眼圧が上がってしまう**ため、そのような姿勢は避けることをおすすめします。

おわりに

本書を読んでくださり、ありがとうございます。

この本を手に取られたということは、目に何らかの不調を抱えているのかもしれません。本書が、あなたの目を少しでもよくするきっかけになればうれしいです。

目にいい栄養を知っていると、「何を食べるか」のひとつの基準になります。

たとえば、外食をしよう、おやつを食べよう、となったとき「せっかく食べるなら、目にいいものを食べよう」と、食べ物を選ぶひとつの基準になりますよね。そういった小さなことの積み重ねが、「よく見える目」をつくるのです。

実は私も、若い頃は忙しさもあって、今よりてきとうな食生活を送っていました。勤務中はいつ呼ばれるかわからないので、さっと食べられる丼物など、とにかく素早くおなかを満たせるものばかり食べていたこともあります。

ですが今は、ふだんから目にいい食べ物を選ぶことを心掛けています。たとえばお昼は、勤務している二本松眼科病院で入院患者さんにお出ししている、目にいい栄養がたっぷりの昼食を摂っています。そのおかげか、職業柄目を使うことが多いですが、目が疲れにくいな、見やすいな、と感じます。やはりそれは、「目にいい食事」を積み重ねているからだと思うのです。

これからも有益な情報を届けるため、目に関する新しい論文を日々調べ、学会などで情報収集していきたいと考えています。そして、それらを発信することで、「よく見える目」を保つお手伝いができたらうれしいです。

2025年1月吉日　平松 類

食材索引

●第2章「目と栄養」と第3章「目にいい食べ物図鑑」で解説している食材を取り上げています。

参考文献

『日本食品標準成分表（八訂）増補2023年』文部科学省
『日本人の食事摂取基準（2025年版）』厚生労働省
『一生役立つ きちんとわかる栄養学』西東社
『医者が教える すごい美肌循環』アンノーンブックス
『くだもののはたらき』日本園芸農業協同組合連合会
『からだにおいしい野菜の便利帳』高橋書店
『からだにおいしいフルーツの便利帳』高橋書店
『からだにおいしい魚の便利帳』高橋書店
『ＮＨＫ出版 からだのための食材大全』ＮＨＫ出版
『眼科医がすすめる 目の不調を感じたら毎日食べたい料理』KADOKAWA
『名医が教える　新しい目のトリセツ』(エクスナレッジ)
『悩み・不安・困った！を専門医がスッキリ解決　緑内障』新星出版社

参考サイト

文部科学省ＨＰ
厚生労働省ＨＰ
農林水産省ＨＰ
消費者庁ＨＰ
独立行政法人 農畜産業振興機構ＨＰ
YouTubeチャンネル「眼科医平松類」

Journal Français d'Ophtalmologie 2022 45(5):519-528 Vitamin intake and glaucoma risk: A systematic review and meta-analysis Fang fang Han et al

Journal of Glaucoma (2023)

Phytotherapy Research 2024 38(3):1494-1508 Effects of purified anthocyanins supplementation on serum concentration of inflammatory mediators: A systematic review and dose-response meta-analysis on randomized clinical trials　Mitra Hariri et al

American Journal of Public Health　2016 106(9):1684-1689 Contribution of the nurses' health study to the epidemiology of cataract, age-related macular degeneration, and glaucoma Jae H Kang et al

Biomedicine & Pharmacotherapy 2019 111:791-801 A review for the pharmacological effect of lycopene in central nervous system disorders Dongjian Chen et al

Nutrients 2018 10(4):387　Dietary niacin and open-angle glaucoma: the korean national health and nutrition examination survey Kyoung In Jung et al

Ophthalmic Surgery Lasers and Imaging Retina 2008 39(4):341-342 Oral niacin can increase intraocular pressure Ethan H Tittler et al

Canadian Journal of Ophthalmology 41(2) 2006 Optical coherence tomography findings in niacin maculopathy Hatem Marwan Dajani et al

The Journal of Clinical Hypertension 2022 24(6):723-730 Associations between fruit consumption and home blood pressure in a randomly selected sample of the general Swedish population Edvin Ström et al

Tropical Medicine & International Health 2010 15(10):1132-1139
Green banana-supplemented diet in the home management of acute and prolonged diarrhoea in children: a community-based trial in rural Bangladesh G H Rabbani et al

Scientific Reports 2017 7:6885 The neuroprotective effect of hesperidin in NMDA-induced retinal injury acts by suppressing oxidative stress and excessive calpain activation Toru Nakazawa et al

American Journal of Ophthalmology 2012 154(4):635-644 The association of consumption of fruits/vegetables with decreased risk of glaucoma among older African-American women in the study of osteoporotic fractures Joann A Giaconi et al

Phytotherapy Research 2021 35(10):5427-5439 Effects of orange juice intake on cardiovascular risk factors: A systematic review and meta-analysis of randomized controlled clinical trials Maryam Motallaei et al

Progress in Retinal and Eye Research 2014 41:44-63 Taurine: The comeback of a neutraceutical in the prevention of retinal degenerations Nicolas Froger et al

Frontiers in Physiology 2021 12:700352 The dose response of Taurine on aerobic and strength exercises: A systematic review Qi Chen et al

Nutrients 2015 7(12):10369-10387 The metabolic effects of oats intake in patients with type 2 diabetes: A systematic review and meta-analysis　Qingtao Hou et al

Oxidative Medicine and Cellular Longevity 2018 2018:6241017. Rutin as a potent antioxidant: Implications for neurodegenerative disorders Adaze Bijou Enogieru et al

Journal of Ocular Pharmacology and Therapeutics 2012 28(5):536-541 Oral administration of forskolin and rutin contributes to intraocular pressure control in primary open angle glaucoma patients under maximum tolerated medical therapy Michele Vetrugno et al

The Japanese Journal of Physiology 1995 45(4):561-569 The effects of mild, moderate, and severe exercise on intraocular pressure in glaucoma patients Imran Ahmad Qureshi

The Lancet Digital Health 2021 3(12):e806-e818　Association between digital smart device use and myopia: a systematic review and meta-analysis
Joshua Foreman et al

PLoS One 2018 13(10):e0206061 Intraocular pressure change during reading or writing on smartphone Ahnul Ha et al

STAFF

装丁・デザイン／米谷洋志

ＤＴＰ／株式会社キャップス

写真提供／PIXTA

イラスト／SHOKO TAKAHASHI

校正／玄冬書林

栄養監修協力（第２～４章）／小嶋絵美
（Love Table Labo.）

原稿作成（第１、５章）／石飛カノ

企画・編集協力／株式会社シーオーツー
（奥山繭子）

編集／稲葉 豊（株式会社山と溪谷社）

平松 類（ひらまつ・るい）

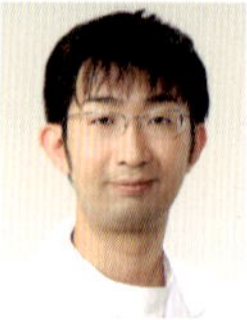

眼科専門医／医学博士。
愛知県田原市生まれ。二本松眼科病院副院長。受診を希望する人は北海道から沖縄まで全国にわたる。一般の人や専門知識がない人でも理解できる、わかりやすい解説が好評でテレビやラジオなどメディア出演多数。NHK『あさイチ』、TBSテレビ『ジョブチューン』、テレビ東京『主治医が見つかる診療所』などに出演のほか、雑誌やWebサイトなどの取材も多い。YouTubeチャンネル「眼科医平松類」は登録者数28万人以上で、日々最新情報を発信している。著書に『１日３分見るだけでぐんぐん目がよくなる！ ガボール・アイ』（ＳＢクリエイティブ）、『その白内障手術、待った！』（時事通信社）、『自分でできる！ 人生が変わる緑内障の新常識』（ライフサイエンス出版）、『視る投資』（アチーブメント出版）など。
YouTube
https://www.youtube.com/@hiramatsurui

眼科専門医が教える！

目をよくする最強の食べ物図鑑

2025年３月１日　初版第１刷発行

著　者　平松 類

発行人　川崎深雪

発行所　株式会社　山と溪谷社
〒101-0051　東京都千代田区神田神保町１丁目105番地
https://www.yamakei.co.jp/

■乱丁・落丁、及び内容に関するお問合せ先
山と溪谷社自動応答サービス　TEL.03-6744-1900
受付時間／11:00～16:00（土日、祝日を除く）
メールもご利用ください。
【乱丁・落丁】service@yamakei.co.jp
【内容】info@yamakei.co.jp

■書店・取次様からのご注文先
山と溪谷社受注センター
TEL.048-458-3455　FAX.048-421-0513

■書店・取次様からのご注文以外のお問合せ先
eigyo@yamakei.co.jp

印刷・製本　株式会社シナノ

＊定価はカバーに表示してあります
＊乱丁・落丁本は送料小社負担でお取り替えいたします
＊禁無断複写・転載

Printed in Japan ISBN978-4-635-49073-3